DE LA NATURE

DU SIÈGE

DE LA MIGRAINE

(HÉMICRANIE)

DE LA SURDITÉ ACCIDENTELLE

et leur traitement rationnel,

PAR M. MAURICE MÈNE,

Docteur en médecine de la Faculté de Paris, ancien élève des
hôpitaux civils de cette ville, ci-devant professeur
particulier de médecine opératoire,
etc., etc.

QUATRIÈME ÉDITION
entièrement refondue

Prix, 2 fr. 50 c. et 3 fr par la poste.
Elle arrive franco au destinataire.

PARIS.

CHEZ L'AUTEUR, RUE JACOB, 6.
Près celle de Seine.

—

1840

AF385630

DE LA NATURE

DU SIÈGE

DE LA MIGRAINE

(HÉMICRANIE)

DE LA SURDITÉ ACCIDENTELLE

et leur traitement rationnel,

PAR M. MAURICE MÈNE,

Docteur en médecine de la Faculté de Paris, ancien élève des
hôpitaux civils de cette ville, ci-devant professeur
particulier de médecine opératoire,
, etc., etc.

QUATRIÈME ÉDITION

entièrement refondue

...

Prix, 2 fr. 50 c. et 3 fr par la poste.

Elle arrive franco au domicile.

PARIS.

CHEZ L'AUTEUR, RUE JACOB, 6.

Près celle de Seine.

—

1840

Td 9. 89

T. 1656.
F.O. ...

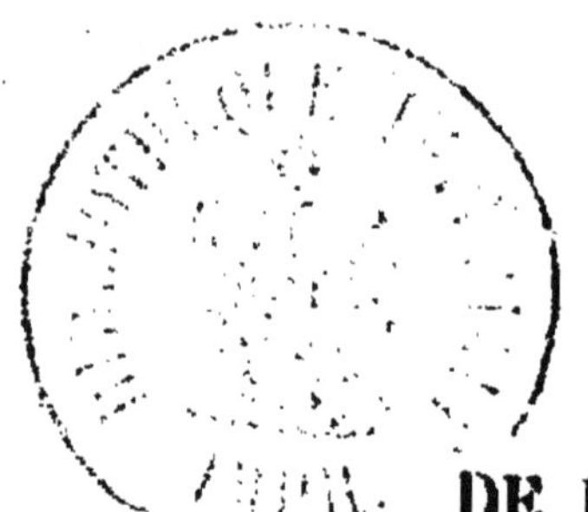# DE LA NATURE

DU SIÉGE

DE LA MIGRAINE

(HÉMICRANIE)

DE LA SURDITÉ ACCIDENTELLE

et leur traitement rationnel,

IMPRIMERIE DE DUCESSOIS,
Quai des Augustins, 31.

E LA NATURE

DU SIÉGE

DE LA MIGRAINE

(HÉMICRANIE)

DE LA SURDITÉ ACCIDENTELLE

et leur traitement rationnel

PAR M. MAURICE MÈNE,

Docteur en médecine de la Faculté de Paris, ancien élève des
hôpitaux civils de cette ville, ci-devant professeur
particulier de médecine opératoire,
etc., etc.

QUATRIÈME EDITION
entièrement refondue.

Prix, 2 fr. 50 c. et 3 fr. par la poste.

Elle se vend (typco) au destinataire.

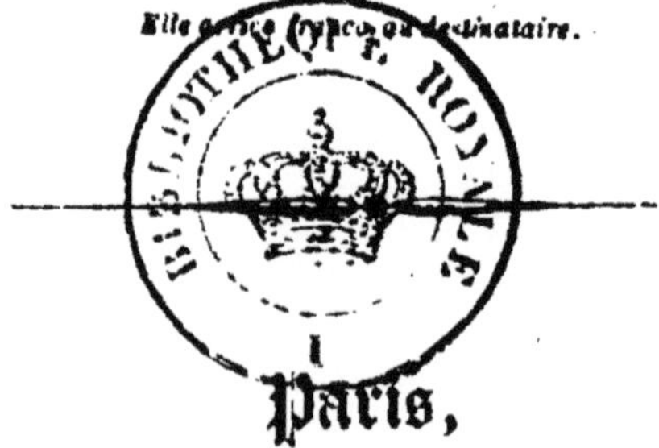

Paris,

CHEZ L'AUTEUR, RUE JACOB, 6.
Près celle de Seine.

1840.

PRÉFACE.

L'ouvrage que je publie est le fruit d'observations faites depuis nombre d'années ; elles m'ont ont amené à définir deux maladies qui, jusqu'à présent, étaient restées pour ainsi dire cachées à la science.

Cooper, chirurgien anglais, paraît avoir été le seul qui ait fait la remarque que, dans les surdités accidentelles, les oreilles étaient, ou en partie, ou totalement dépourvues de cérumen. Cette observation ne fut point sentie, et jusqu'à présent, comme avant, on a toujours continué à attribuer à des causes que l'on croyait exister dans l'oreille interne, la surdité qui était amenée par une affection de l'oreille externe.

Le peu de succès que l'on a obtenus des moyens thérapeutiques, employés à l'oreille interne , m'a suggéré l'idée de me livrer à des recherches nouvelles, pensant que l'on s'était mépris sur la cause principale, et que l'oreille externe devait être explorée de nouveau , sous le rapport de l'état morbide. En effet, si on examine la structure de l'oreille interne, mise à l'abri par une partie osseuse compacte , la nature paraît avoir protégé cet organe important, à cause des fonctions délicates dont elle l'a chargé. Au contraire, si on examine physiologiquement l'oreille externe, composée d'un pavillon ; et d'un conduit peu profond, mais très-sensible, et continuellement exposé aux vicissitudes atmosphériques , on pourra établir que ces parties doivent être affectées plus généralement que l'oreille interne, et par le fait seul de leur état de maladie, arriver à jeter quelquefois de la perturbation dans tout l'organe de l'ouïe.

Partant de ce principe, qui m'a paru être logique, je me suis livré à de nouvelles recherches, sur l'état pathologique de l'oreille externe. De nombreux moyens d'appliquer le résultat de quelques observations se sont présentés, et en très-peu de temps, il en est résulté pour moi une conviction profonde, basée entièrement sur des faits de guérison bien définis, bien observés, que la surdité accidentelle était presque toujours occasionnée par une maladie chronique de l'oreille externe, et que cette affection amenait également la migraine.

La société étant, tout aussi bien que la science, intéressée à profiter de ce que je considère comme une découverte, j'ai jugé nécessaire de faire précéder cet ouvrage d'une description anatomique et physiologique, courte et concise, de l'organe auditif, afin de mettre le lecteur en état de juger avec connaissance de cause, et de se prononcer sur le mérite de mes observations.

DE LA NATURE

ET

DU SIÉGE DE LA MIGRAINE

(HÉMICRANIE)

DE LA SURDITÉ ACCIDENTELLE

ET DE LEUR TRAITEMENT RATIONNEL.

DE LA TÊTE.

La tête, du grec *kephalé* et du latin *caput*, est l'organe qui occupe l'extrémité supérieure du corps, proportionnellement beaucoup plus développée dans l'espèce humaine que chez les animaux; elle est divisée en crâne et en face. Le crâne occupe toute la partie supérieure et postérieure, et renferme l'encéphale (cerveau). La face n'occupe que la moitié antérieure, et sert de réceptacle à la plupart des organes des sens.

DU CERVEAU.

Le cerveau est une masse pulpeuse, renfermé dans le crâne, d'une odeur particulière, *sui gene-*

ris, enveloppé par trois membranes nommées,
1° dure-mère, 2° arachnoïde, 3° pie-mère. Le cerveau est *divisé en deux* parties appelées hémisphères. La partie supérieure et antérieure porte le nom de cerveau proprement dit, l'inférieure et postérieure celui de cervelet, et la partie moyenne, cuisses de la moelle allongée. Les deux hémisphères semblent se réunir en dedans au moyen d'un corps nommé calleux; cet organe donne naissance au système nerveux qui va se disséminer à l'infini dans toutes les parties du corps, pour y porter la vie; il est en outre le centre matériel de la pensée, des sentiments moraux et des fonctions intellectuelles. D'après Gall, chaque partie qui le compose est affectée à une faculté particulière; il est, par conséquent, l'organe de toutes les sensations auxquelles le corps est soumis, etc.

DE L'OREILLE EXTERNE.

L'oreille externe se compose d'un pavillon d'une figure irrégulière, placé à la partie latérale de la tête, recourbé en divers sens, ce qui produit deux éminences saillantes; elles portent le nom d'hélix et d'anthélix, forment une profondeur remarquable, située en arrière, et partagée en deux portions inégales par l'hélix : on la nomme conque. On observe en outre, au-devant de l'orifice auditif, des mamelons qui se correspondent, un en arrière et l'autre en avant; on les appelle tragus et anti-tragus; leur sommet est souvent garni de quelques poils ; le grand diamètre du pavillon est en haut, et le petit en bas ; ce dernier forme un angle (lobe), c'est la partie qu'on perce pour suspendre les anneaux, la peau en est très-fine et transparente.

DU CONDUIT AUDITIF EXTERNE.

Ce conduit pénètre dans la profondeur de l'os temporal, entre l'articulation tempo-maxillaire et l'apophise mastoïde. Chez l'adulte, sa longueur est ordinairement d'un pouce, un peu plus considérable inférieurement que supérieurement, oblique de dehors en dedans et d'arrière en avant, limité en bas par la membrane du tympan. Il est en outre recouvert (dans toute son étendue) par un prolongement de la peau extérieure qui, arrivé au fond, se réfléchit à l'entour de cette membrane en formant une espèce de cul-de-sac. On rencontre aussi dans son trajet (surtout vers son orifice), un duvet très-fin ou des poils. Elle est aussi traversée par un grand nombre de petits canaux excréteurs qui viennent des glandes dites cérumineuses, placées derrière et à son pourtour : ces glandes sécrètent la matière cireuse que l'on trouve dans le conduit auditif, etc.

MEMBRANE DU TYMPAN.

La membrane du tympan est ronde, très-mince, pas tout à fait aussi grande qu'une pièce d'un centime, tendue, servant d'obturateur en formant une cloison un peu plus grande que la paroi qu'elle bouche, ce qui lui permet de s'étendre ou de se relâcher suivant l'impression des sons qui viennent la frapper.

DU CÉRUMEN.

Si l'on considère le cérumen dans son état normal, c'est une matière d'un jaune un peu pâle, sécrétée par les glandes dites cérumineuses renfermées dans le tissu sous-cutané, qui revêt la membrane du conduit auditif, et excrétée continuellement dans cette cavité par de petits canaux exhalants.

Les anciens pensaient que cette matière avait la propriété, par son état d'amertume, d'éloigner du conduit auditif des animalcules quelconques qui pouvaient, par leur présence, en offenser sa délicatesse. Quelques modernes ont eu la même opinion, en ajoutant que cette matière pouvait avoir la faculté d'agir sur la membrane du tympan, dans l'acte de l'audition.

Sans rejeter les opinions des uns et des autres, nous exprimerons, que d'après des observations confirmées depuis plus de quinze ans, par les phénomènes propres à l'audition, que cette matière a véritablement la propriété d'imprimer à la membrane du tympan une souplesse convenable à la perception des sons.

Nous établissons notre opinion sur les faits de l'état pathologique de l'appareil auditif externe, méconnu en partie jusqu'à nous, et dont nous nous

occuperons lorsque nous serons arrivés à la description de ces maladies.

(V. *migraine et surdité*, page 28 et 63.)

Oreille moyenne ou *tympan*. Cavité d'une forme
irrégulière et difficile à déterminer, placée entre
le conduit auditif que nous venons de décrire, et
l'oreille interne, recouverte dans toute son étendue par une membrane muqueuse qui communi-
que avec l'air par un conduit nommé trompe d'Eustache, lequel va s'ouvrir à l'arrière-bouche près la
fosse nasale postérieure. On a divisé le tympan en
six parties, nommées parois :

1º *Paroi externe*. Bouchée en totalité par la
membrane du tympan, elle établit une ligne de
démarcation avec l'oreille externe. La membrane
du tympan forme une cloison un peu plus étendue
que la paroi ; ce qui lui permet de s'étendre ou de
se relâcher suivant l'impression des sons qu'elle
reçoit.

2º *Paroi interne*. Inclinée en arrière, un peu
plus éloignée de l'externe supérieurement qu'inférieurement ; on y trouve une ouverture nommée
fenêtre ovale; elle fait communiquer le tympan avec
le vestibule : elle est bouchée en outre par la base
d'un petit os appelé *étrier*, embrassée par une membrane très-fine qui l'unit d'une manière mobile à
cette ouverture; au-dessous on trouve une petite
saillie osseuse qui indique le passage de l'aqueduc
de Falloppe, ainsi qu'une autre petite éminence
portant en bas la fenêtre formée par le vestibule et

par la rampe du limaçon; on lui a donné le nom de *promontoire*. On rencontre, un peu en arrière de ce promontoire, une autre ouverture (*fenestra rotonda*), fenêtre ronde, moins grande que la fenêtre ovale, qui fait communiquer la face interne du limaçon avec le tympan; cette ouverture est fermée par une membrane spéciale.

3° *Paroi supérieure*. Elle ne présente rien de particulier que des vaisseaux qui communiquent avec les membranes du cerveau.

4° *Paroi inférieure*. On y rencontre la scissure glénoïde par laquelle sortent la corde du tympan, la longue apophyse du marteau et un muscle qui vient de ce petit os.

5° *Paroi postérieure*. En haut de cette paroi, on découvre un petit canal dirigé obliquement en bas et un peu en arrière au-dessous de l'enclume; son orifice est libre, il mène dans les cellules mastoïdes. Au-dessous de ces cellules est une petite éminence creuse, *la pyramide*, qui laisse sortir par son sommet le tendon du muscle de l'étrier; quelquefois le sommet de cette pyramide tient au promontoire par un filament.

6° *Paroi antérieure*. Elle présente une saillie, dite *bec de cuillère*; sa partie inférieure forme la portion osseuse de la trompe d'Eustache. Ce conduit osso-cartilagino-membraneux va s'ouvrir derrière les fosses nasales postérieures, et sert à faire communiquer l'air avec le tympan; sa longueur osseuse est d'environ un pouce, et sa portion fibrocartilagino-membraneuse d'un pouce à quatorze lignes, sa grosseur est à peu près celle d'un tuyau de plume de pigeon.

Des osselets contenus dans la cavité du tympan. La caisse du tympan est aussi traversée par quatre petits osselets, articulés entre eux et mus par des muscles particuliers, étendus depuis la membrane du tympan à la fenêtre ovale; on les nomme, à cause de leur ressemblance, *marteau, enclume, étrier* et *lenticulaire :* leur volume est surtout remarquable chez le fœtus; la membrane muqueuse qui tapisse cette cavité leur sert de ligaments; ils sont, en outre, pourvus de muscles qui leur permettent d'exécuter différents mouvements.

DE L'OREILLE INTERNE.

Cette partie de l'organe de l'ouïe est cachée entre le tympan et le conduit auditif interne (trompe d'Eustache), formée de plusieurs cavités qui communiquent ensemble et qu'on désigne sous le nom de vestibule du limaçon et de canaux demi-circulaires.

Vestibule.

C'est une cavité d'une forme irrégulière, située en dedans du tympan et qui concourt à la formation d'un promontoire. Elle est partagée en deux portions inégales et de forme différente, par une crête osseuse qui s'élève de sa paroi inférieure pour se terminer à la fenêtre ovale par un petit sommet.

On trouve dans le vestibule un grand nombre d'ouvertures, celles d'abord qui s'ouvrent à l'oreille moyenne et que nous avons nommées; en haut, les deux orifices inférieurs des canaux demi-circulaires; en bas et en avant, l'orifice de la rampe externe du limaçon du bas; en arrière, les deux ouvertures séparées, demi-circulaires, verticales, supérieures et horizontales; en avant et en bas, l'orifice de la rampe externe du limaçon, et une autre ouverture commune aux canaux verticaux, ainsi que plusieurs autres petits conduits qui donnent passage à des vaisseaux et à des filets nerveux.

De l'*aqueduc du vestibule*. Il est étroit, et sert à faire communiquer cette cavité avec la base du crâne.

LE LIMAÇON.

Le limaçon, cavité osseuse formée de deux canaux contournés en spirale à la manière des coquilles, creusé dans la partie antérieure du rocher (partie inférieure de l'os temporal), situé en avant et en dedans du vestibule de la trompe, décrit deux spirales en sens inverse. On y observe en outre un noyau central, une lame qui forme les parois, appelée *lame des contours;* elle est plongée dans le rocher, et y forme une espèce de demi-canal en s'avançant sur l'*infundibulum*. L'*axe* du limaçon commence vers le fond du conduit auditif interne, en avant et en dehors : sa base est creusée par un enfoncement qui loge la branche limacienne du nerf acoustique et la transmet dans l'intérieur de la cavité par un grand nombre de porosités; son sommet présente un enfoncement, c'est l'*infundibulum* (entonnoir).

Cloison spirale du limaçon. Elle partage cette cavité dans toute sa longueur en deux parties; elle finit sur l'axe par un petit bec, là où prend naissance la pointe de l'infundibulum, composée d'une partie osseuse, et d'une autre membraneuse. Les deux cavités qui résultent de cette cloison ont été appelées *rampe du limaçon*, l'une interne, l'autre externe.

De l'*aqueduc du limaçon.* Son conduit est fort étroit; l'orifice supérieur s'aperçoit à la partie qui correspond au tympan près de la fenêtre ovale, et l'inférieur sur le bord postérieur du rocher; il manque quelquefois. Ce *limaçon* est, en outre, parcouru par des canaux nommés demi-circulaires, et entre dans cette cavité par cinq orifices. *Une membrane* très-fine et très-délicate tapisse toutes les cavités de l'oreille interne. Les orifices isolés des canaux verticaux sont garnis chacun d'une espèce d'ampoule, et viennent en commun aboutir dans un sac qui accompagne une portion du vestibule; ces portions sont remplies d'une humeur qui donne au sac commun l'apparence d'une bulle d'air, et le tout flotte dans le liquide que contient le labyrinthe. Un autre petit sac contigu tapisse le vestibule, et adhère à ses parois; il est aussi rempli d'humeur et renfermé dans la tunique épaisse où viennent se perdre les ramifications des nerfs acoustiques, etc.

MÉCANISME DE L'AUDITION.

Comme on l'a vu dans la description qui précède, l'organe de l'audition est formé de trois parties bien distinctes ; l'une placée à l'extérieur, l'autre à la partie moyenne, et la troisième à la partie interne; la première est destinée à recevoir l'impression des sons, et les transmettre ensuite à l'oreille moyenne. La deuxième les prépare pour l'oreille interne (3ᵉ partie) dans laquelle résident les nerfs chargés de les distinguer, et fairé en outre juger au cerveau l'importance du sujet. Avant que l'oreille n'exécute ce travail admirable, les sons y sont introduits par un mécanisme que la nature a combiné.

Dans tous les cas, la configuration du pavillon de l'oreille, qui est celle d'un cornet acoustique, sert d'infundibulum à l'air qui introduit les sons par ondulation. C'est sans doute la disposition particulière de ce mécanisme qui a fait dire à notre célèbre physiologiste le professeur Richerand, que la configuration de ce pavillon, dans l'homme, n'est pas assez avantageuse pour que tous les rayons sonores qui viennent le frapper, soient réfléchis sous un angle égal à celui de leur incidence, pour qu'ils soient dirigés ensuite vers le conduit auditif externe, mais bien réunis en faisceaux, et dirigés après vers la conque en s'engageant dans ce conduit. Une fois arrivés, les frémissements qu'ils produisent dans ses parois, contribuent à augmenter leur force. Touchant au fond de ce conduit, ils éprouvent une résistance opérée par la membrane du tympan tendue devant la cavité qui renferme les quatre petits osselets de l'ouïe ; un air élastique, sans cesse renouvelé par la trompe d'Eustache, remplit la caisse du tambour, tandis que de petits muscles attachés au marteau de l'étrier meuvent ces os, tendent ou relâchent les membranes auxquelles ils sont attachés, et mettent ainsi l'appareil auditif interne dans un juste rapport avec les sons extérieurs. Comme la membrane du tympan se trouve attachée par deux muscles au marteau, un antérieur et l'autre interne, chacun d'eux lui fait exécuter un mouvement de tension ou de relâchement, ce qui produit une augmentation ou un affaiblissement dans la perception des sons aigus. C'est par l'action de cette membrane que les muscles du marteau et de l'étrier deviennent les modulateurs des impressions des sons. Les vibrations, transmises par la membrane du tympan, sont communiquées aux autres membranes qui bouchent les fenêtres ronde et ovale, et, au moyen de celle-ci, à l'humeur aqueuse contenue dans l'oreille interne, et dans laquelle baignent les houppes nerveuses acoustiques. Il paraît que les agitations de ce liquide ébranlent ces nerfs et déterminent les sensations. Les canaux demi-circulaires, le vestibule et le limaçon ont aussi des fonctions importantes, mais ignorées encore. La partie la plus essentielle dans les sensations des sons paraît être la pulpe molle des nerfs auditifs flottant dans le fluide gélatineux, contenu dans la poche membraneuse, mince et élastique, que l'on rencontre dans tous les animaux chez lesquels on a pu découvrir l'organe de l'ouïe. Cette espèce de gélatine est enveloppée chez l'écrevisse d'une lame fort dure ; chez les animaux d'un ordre supérieur, son intérieur est divisé en plusieurs cavités ; quoique cependant les volatiles n'en aient qu'une seule qui contienne les nerfs acoustiques. Dans l'homme et chez les quadrupèdes, l'organe de l'ouïe est plus compliqué et caché dans une portion osseuse des plus dures, et séparé de l'extérieur de la tête par une cavité et un conduit que suivent les rayons sonores, comprimés en faisceaux par des cornets placés en dehors, et plus ou moins éloignés. On a prétendu que le pavillon de l'oreille pourrait être enlevé sans nuire à l'acte de l'audition ; quant à nous, nous ne partageons pas cette opinion : à la vérité, il se peut qu'on entende bien lorsqu'on est près du foyer d'où partent les sons, mais non quand on en est éloigné. Nous avons été à même de l'observer chez des animaux auxquels on avait enlevé en totalité *le pavillon auriculaire.*

TRANSMISSION DES SONS A L'ORGANE DE L'OUÏE.

L'air est le fluide qui porte les sons à l'oreille ; on observe cependant que les corps solides ou li-

quides les conduisent, mais toujours confusément.
Avant que la transmission ne s'opère dans cet or·
gane, ils sont introduits dans l'air, et arrivent par
oscillations du corps sonore jusqu'à l'organe des
sens ; en déplaçant la couche d'air ; ce déplace-
ment ne peut avoir lieu sans éprouver de la résistance par une seconde couche aérienne, qui cède
en réagissant sur la première ; de sorte que, si l'on
établit la même théorie à la troisième et à la quatrième couche de l'air, on sera convaincu que l'é-
tendue des oscillations doit diminuer insensiblement au fur et à mesure qu'elle s'éloigne du corps
qui les a produites ; parce qu'elles éprouvent de
la part des couches successives une pression continue. En se représentant ce mécanisme, on se
rendra facilement compte des perceptions des sons
par l'organe de l'audition.

DE LA MIGRAINE.

DESCRIPTION GÉNÉRALE.

D'APRÈS LES NOUVELLES RECHERCHES DE L'AUTEUR.

La migraine, du latin *hemicrania*, du grec *hemi*, moitié, *kranion* crâne ; douleur plus ou moins forte de la moitié de la tête, occupant de préférence le devant des orbites, en s'étendant le long des sourcils et de la tempe, quelquefois au sommet de la tête et à l'occiput. Ces douleurs sont toujours subordonnées à l'irritabilité individuelle ou à l'intensité de la cause.

Lorsque la migraine est légère, elle se manifeste seule sans presque influer sur les fonctions du cerveau, et la douleur est supportable ; dans le cas contraire, et surtout lorsqu'elle est compliquée de maladies chroniques et principalement de celles des viscères abdominaux (lesquelles produisent toujours la céphalée), les accès deviennent terribles. La migraine et la céphalée coïncident ensemble, et occasionnent les phénomènes suivants : chaleur, tension, fourmillements, élancements, picottements ; quelques malades poussent des cris perçants, et il semble qu'on leur enfonce des clous dans le crâne ; d'autres éprouvent, dans les oreilles, des bourdon-

nements, des sifflements , des détonations et une
espèce de musique continuelle; souvent la tête
semble comprimée par un poids énorme.

La peau qui recouvre le crâne devient douloureuse, la douleur augmente, surtout quand on
touche les cheveux; elle s'étend quelquefois sur
les joues; le malade est abattu et absorbé, il a des
vomissements fréquents. Lorsque la céphalée com-
plique la migraine à un haut degré, ces malades
éprouvent de l'assoupissement, les yeux sont sen-
sibles à la lumière, le sommeil est troublé par des
rêves, les idées se succèdent avec rapidité et inco-
hérence, ils sont tristes, moroses, recherchent
la solitude et l'obscurité. L'ouïe est sensible, tout
le corps est fatigué, les membres comme rompus,
le pouls fort, les vaisseaux veineux sont très-pro-
noncés, particulièrement au col; il y a soif, inap-
pétence. Sa marche est très-irrégulière chez un
grand nombre et particulièrement chez les femmes
irritables, elle est presque continuelle; mais alors
les accès sont beaucoup plus modérés; il n'est pas
rare de voir apparaître chez elles un écoulement
nommé fleurs blanches. Cette dernière affection
indique surtout une maladie de membranes muqueuses, utérine ou intestinale.

L'observation nous prouve continuellement que
dans la migraine simple, les paroxysmes sont toujours subordonnés à l'aberration de l'appareil
auditif et à la sensibilité individuelle. Aussi les
personnes irritables et nerveuses en sont très-in-

commodées; cette maladie passe même pour attaquer le sexe féminin de préférence.

Nous ferons remarquer en outre que lorsque la
migraine commence à se développer, il n'y a pas
pour ainsi dire d'accès marqués, mais bien un mal
de tête presque continuel. Les douleurs se font
ressentir sur un des côtés de la tête, et près du
pavillon de l'oreille, elles sont suivies de battements, de bourdonnements, et quelquefois d'une
espèce de détonation. A l'approche de ces der-
niers symptômes, les paroxysmes commencent à
devenir intermittents; chez les femmes ils se ca-
ractérisent plus particulièrement avant les règles,
et l'intermittence a lieu pendant le flux menstruel;
il arrive aussi très-souvent que cet accès reparoît
de suite après la cessation de cet écoulement.

Cet intervalle est marqué par une espèce de soulagement qui laisse toutes les facultés et toutes les
sensations libres; si on examine le conduit auditif dans ce moment, on trouve une surabondance
de matière cérumineuse d'une couleur tout à fait
opposée à celle de l'état normal.

Nous croyons devoir faire observer que cette
remarque nous est entièrement particulière, du
moins aucun auteur n'en a encore parlé jusqu'à
ce jour. Elle est concluante, positive pour la thérapeutique, puisqu'elle rend la maladie facile à
connaître par les phénomènes sus-énoncés. Nous
sommes donc autorisé à penser et à exprimer
autrement que l'on ne pourra nous en contester

le mérite, surtout lorsque nous donnons à l'appui de l'observation pathologique les résultats heureux , presque toujours constants, qui en sont la suite, et qu'on n'avait pu encore obtenir.

On remarque dans la migraine, abandonnée aux seuls efforts de la nature, que la matière cérumineuse diminue insensiblement avec le temps ; elle devient ensuite pelliculeuse, s'attache aux parois de l'oreille et même sur la membrane du tympan ; dans ce cas sa présence cause quelquefois des symptômes passagers de surdité, souvent les migraniques prétendent avoir l'ouïe extrêmement fine. Mais si on fait des expériences avec une montre, en la plaçant à une distance assez éloignée de leur oreille, ils en entendent à peine le battement. Ils sont alors bien surpris, et conviennent effectivement que leur ouïe est affaiblie, et ils demandent comment il se fait qu'ils entendent parfaitement tout ce qui se passe autour d'eux ; ils ajoutent même que quand les corps sonores et vibrants sont trop rapprochés, ils éprouvent une sensation pénible qui provoque presque toujours un peu d'irritation et d'inquiétude.

On a trop généralisé la migraine ; par exemple Bonnet, Fernel, Spulchret et Rolsentius, ont fait mention d'une migraine attribuée à un dépôt d'œufs de mouches dans les sinus du nez. Les chèvres et les moutons, ont-ils dit, sont souvent affectés violemment de cette maladie, qui leur cause une démangeaison aux narines accompagnée de sécrétions muqueuses qui s'écoulent en abondance et sont suivies de vertiges.

Sans vouloir les réfuter entièrement, nous pensons qu'il est presque impossible que des faits semblables aient lieu chez l'espèce humaine.

Mais il est vrai qu'on éprouve souvent, par l'effet des catarrhes aigüs ou chroniques de la membrane nasale dite pituitaire, une douleur qui est presque toujours constante, et fixée à la place même de l'affection.

Elle existe particulièrement à la racine du nez, en s'étendant vers le front et aux orbites, et provoque des éternûments fréquents. Quelquefois il y a abondance de mucosités et les yeux sont rouges et toujours larmoyants.

Dans l'état chronique, la membrane pituitaire est presque toujours dans un état de sécheresse, ou il ne s'en écoule qu'une humeur claire ; le malade éprouve de vives impatiences devient, irritable, impatient, et insensiblement il peut devenir mélancolique.

L'affection s'étend du nez dans la membrane muqueuse de la trompe d'Eustache, qui n'est que la continuité de la première, et détermine des symptômes de surdité périodique.

Mais les maux de tête produits par cette affection, n'ont aucune espèce de rapport avec la migraine proprement dite.

Comme tant d'autres médecins, nous étions dans l'ignorance complète de la source de la migraine ;

mais les investigations auxquelles nous nous sommes livré depuis nombre d'années sur l'étude de la surdité, et sur les causes qui amènent cette maladie, nous ont fait conjecturer d'abord, penser ensuite, et enfin établir d'une manière absolue que ces deux maladies étaient de la même famille, et se rattachaient aux mêmes causes.

Nous rendrons compte d'une manière impartiale des motifs qui ont fondé notre opinion à cet égard.

Tissot et Morgagni avaient observé que la plupart de migraniques devenaient sourds. Plus que tout autre, nous avons été à même, d'après le grand nombre de surdités que nous avons eu occasion de traiter, de confirmer ce fait, entendant dire à plusieurs personnes affectées de cette maladie, qu'avant le développement de la surdité, elles avaient été plusieurs années en proie à de grands maux de tête, ou à des affections migraniques excessivement violentes.

Chez quelques-unes d'entre elles la migraine a disparu en partie à l'époque où la surdité s'est déclarée; chez d'autres, au contraire, les symptômes de migraine se sont considérablement accrus. Par ce fait même, nous avons donc eu à traiter la surdité compliquée de migraine. Quelle a été notre surprise de voir constamment, dans la pratique de notre traitement, ce mal de tête céder presque toujours, quand la surdité se montrait opiniâtre!

Une observation de plus de dix années, confirmée par les faits les plus positifs, nous a donc fait établir que la migraine devait être amenée par une maladie de l'oreille.

Il ne s'agissait donc plus que de rechercher quelle en était la nature.

Ayant une clientelle nombreuse à Vaugirard, où nous exerçons la médecine depuis dix-sept ans, il nous a été facile de nous livrer avec persévérance à de nouvelles recherches sur l'état particulier du conduit auditif externe chez les migraniques.

L'observation la plus attentive a prouvé que, chez plusieurs, la matière cérumineuse était d'une couleur plus foncée que dans l'état normal, abondante, grisâtre, mais toujours un peu gluante, et quelquefois aussi ramassée au fond du conduit, et appliquée fortement sur la membrane du tympan. Chez d'autres, au contraire, le canal était sec, où on ne trouvait qu'un cérumen réduit en une espèce de poussière, ou bien des débris d'épidermie, qui s'enlevaient par écailles de la peau dudit conduit. Les malades qui se trouvaient dans cet état éprouvaient des accès beaucoup plus forts, et étaient atteints de dysécée, tandis que ces accès devenaient bien moindres sur les personnes chez lesquelles on rencontrait du cérumen, quoique de mauvaise nature.

Nous savions déjà que la matière cérumineuse anormale produisait la surdité; alors nous avons pensé par analogie que son état morbide pouvait également produire la migraine.

Comment se fait-il, objectera-t-on, que la migraine soit produite chez les uns, et la surdité chez les autres par la même cause?

A cela nous répondrons, qu'avant que la migraine, ou la surdité ne se déclare, le conduit auditif est malade depuis longtemps, et que de cette altération, il résulte que les uns deviennent sourds et les autres migraniques ; faits que l'expérience nous a démontré d'une manière incontestable.

Nous ajouterons en outre que dans le cas de dysécée, le cérumen anormal perd toute son élasticité, et ne dirige plus les mouvements de la membrane du tympan, que dans le cas de migraine au contraire. Bien qu'il soit de mauvaise nature, il conserve toujours son élasticité et sa propriété d'action sur ladite membrane, d'où nous sommes porté à établir que dans les cas de migraine simple, le cérumen n'est pas aussi altéré que dans la surdité, et qu'aussitôt que l'altération devient plus intense, la migraine est suivie incontinent de dysécée.

Nous avons déjà dit d'une part, appuyé sur les observations de Tissot et de Morgagni, que la migraine passait à l'état de surdité. Ce fait ne pourrait-il pas amener à conclure que la migraine est le premier symptôme de la surdité?

Ce cérumen ainsi réduit, indique sans contredit l'état pathologique des glandes qui le sécrètent. On est donc autorisé à croire qu'une phlegmasie chronique attaque non-seulement ces glandes, mais encore les vaisseaux excréteurs, ainsi que toute la membrane qui tapisse le conduit auditif.

Cette altération soumise à des intermittences, doit nécessairement irriter dans ses accès les houppes nerveuses dépendantes du crâne. On pourrait même conjecturer qu'elle agit également sur les plexus du grand sympathique, qui vont se diviser soit au thorax, soit à l'abdomen; mais ne voulant pas entrer dans des détails obscurs, nous nous contentons de dire que la tête fortement irritée exerce une action sympathique sur les viscères abdominaux, les met dans un état de contraction, et de là naissent les spasmes provoquant les vomissements, et les autres névroses si remarquables dans les accès de migraine.

Cet état de névrose ne peut être attribué à l'altération de l'estomac, ni à celui des autres viscères abdominaux, puisqu'après le paroxisme et avant même, leurs fonctions ne sont nullement troublées.

Une remarque digne de l'observateur, est celle qui existe constamment dans la différence que présente la matière cérumineuse dans ces deux maladies (*la surdité et la migraine.*)

Dans la migraine elle est très-abondante aux deux oreilles, surtout au commencement. Nous avons déjà dit qu'elle offrait une couleur anormale, se bornant d'abord à une oreille, mais pour très-peu de temps.

Dans la surdité le contraire a lieu : on observe presque toujours que le cérumen est altéré dans le conduit auditif de l'oreille sourde, et la bonne oreille conserve sa matière avec sa perfection pendant un grand nombre d'années, ce qui constitue la surdité d'un seul côté.

Cette remarque est facile à faire lorsque cette affection s'est développée à la suite d'un accident qui n'a laissé aucune lésion apparente.

Il n'est pas rare d'observer la migraine se compliquer avec la céphalée, maladie bien différente et avec laquelle il ne faut pas la confondre. Sauvages a établi pour la distinguer que les douleurs produites par la migraine étaient externes, et celles occasionnées par la céphalée, internes : c'est-à-dire qu'elles affectent dans dans ce dernier cas l'intérieur du cerveau où ses membranes.

CAUSES PRÉDISPOSANTES.

La maladie en question étant jusqu'à présent restée dans la plus grande obscurité, il serait difficile d'établir d'une manière régulière et positive toutes les causes qui peuvent donner suite à son développement. A juger par l'apparence du conduit auditif, on peut supposer que les rétropulsions des transpirations, surtout celles de la tête vulgairement dénommées fraîcheurs, les rhumatismes des muscles du col et circonvoisins de l'oreille, la répercussion des maladies de la peau, telles que la gale, les dartres, la syphilis mal traitée, les effets des graves maladies des viscères abdominaux, le dérangement de la menstruation, etc., deviennent autant de causes qui peuvent affecter l'oreille, et par conséquent produire la migraine. Il faut ajouter que les personnes qui ont la mauvaise habitude de se laver la tête avec de l'eau froide, les femmes accouchées nouvellement, et soumises trop tôt à l'action de l'air, contractent facilement une altération chronique et insensible de l'oreille, qui donne naissance à la migraine.

D'après ce qui vient d'être exposé, il sera facile de juger si nous sommes éloigné de la vérité; car tout le monde peut observer comme nous.

Nous ne nous étendrons pas davantage sur la description de cette maladie. Nous allons nous occuper présentement de son traitement, ainsi que de celui de ses complications.

TRAITEMENT.

En médecine, lorsqu'on est arrivé à découvrir la nature et le siége d'une maladie, la thérapeutique se réduit presque toujours à l'objet le plus simple.

Les anciens, qui pensaient que la migraine n'était le plus souvent qu'une affection nerveuse, ont employé divers moyens pour la combattre. Le plus grand nombre, dégoûtés par le peu de succès qu'ils obtenaient dans leur médication, ont cru prudent de l'abandonner aux seuls effets de la nature; d'autres, au contraire, ont pensé pouvoir la combattre en prescrivant des remèdes perturbateurs, et n'ont pas même craint l'abus des drastiques, ou purgatifs violents, des vésicatoires, des sétons, des cautères, des sternutatoires, des lavements anodins. Sauvages ordonnait la diète, les boissons tempérantes faites avec des pierres d'écrevisses, de nacre de perles, édulcorées avec le sirop de violettes, ainsi que les moyens sus-énoncés. Ambroise Paré a proposé la section de l'artère temporale, et enfin autres moyens que l'ancienne médecine avait l'habitude de prodiguer dans toutes les affections quelconques.

Les modernes, fort embarrassés, ont prescrit les bains, les pédiluves synapisés, les potions calmantes. Prévenus aussi sur la déclaration de plusieurs femmes du monde pensant être migraniques, ils se sont bornés à ordonner de l'eau tiède sucrée avec quelques gouttes de laudanum ou d'éther sulfurique.

Il n'est donc pas étonnant que les uns et les autres aient toujours échoué dans leur traitement, sans jamais réussir à guérir cette maladie.

Nous nous bornons à faire mention, pour ce qui nous est particulier, du mode de traitement que nous employons avec le plus grand succès.

Lorsque la migraine n'est pas compliquée de céphalée, ce traitement se réduit ordinairement à un simple pansement de l'oreille avec l'huile acoustique, que l'on pratique le soir avant de se coucher, soit à l'époque de l'accès ou même pendant l'intermittence, et suivi pendant un temps plus ou moins long. Mais lorsque les oreilles sont sèches, il est essentiel de garnir la tête, surtout la nuit, d'un bonnet de taffetas gommé, et qu'elle soit convenablement couverte. Ce moyen favorise une trans-

piration permanente, qui ne manque pas de dégager les glandes cérumineuses , et , par conséquent, les favorise dans la reprise de leurs ancien-
nes fonctions. Les fumigations aromatiques, dirigées
deux ou trois fois par semaine au conduit auditif
pendant environ vingt minutes, produisent de bons
effets. On les prépare et on les pratique comme
il suit : 1° prendre feuilles de menthe poivrée, deux
pincées ; feuilles d'arnica, aussi deux pincées ; faire
bouillir dans une cafetière pendant dix à douze minutes, avec environ un litre et demi d'eau ; placer
ce vase ensuite sur une table ou sur tout autre en-
droit commode, pour conduire après la vapeur à
l'oreille ; on y parvient avec aisance, lorsque tout
est ainsi disposé, en recueillant la vapeur qui s'é-
chappe, au moyen d'un entonnoir pourvu d'une
longue queue, sa base appliquée sur l'ouverture de
la cafetière ; la vapeur se concentre et vient passer
par son petit bout ; on approche alors la tête, tout
en la penchant vis-à-vis et proche du bout en question, d'où s'échappe la vapeur ; ainsi soumis au
bain fumigatoire, on éloigne, on rapproche sa tête
pour ne pas la prendre trop chaude ou trop froide.
On peut également faire confectionner une cafetière propre à cet usage, surmontée d'une espèce
de chapiteau à longue tubulure, et recourbée au
sommet en forme de bec ; ce chapiteau serait enlevé à volonté.

MANIÈRE DE FAIRE LES PANSEMENTS.

1° On introduira dans le conduit auriculaire, du côté où la douleur migranique paraît le plus se faire sentir, dix à douze gouttes d'huile acoustique (étant couché obliquement); on se retournera après pour se coucher sur l'oreille opposée, afin que l'huile reste au fond du conduit; boucher de suite après, l'orifice auditif, avec un petit tampon de coton sec; se tenir dans cette position pendant une partie de la nuit, pour que l'huile reste toujours au fond dudit conduit. 2° Le lendemain, ou douze heures après le pansement, faire dans cette cavité douze à quinze légères injections, à l'aide d'une petite seringue avec de l'eau tiède. Il est des personnes irritables qui ne supportent pas les injections. Celles qui se trouveront dans ce cas, les remplaceront par le lavage suivant : étant couché comme pour le pansement, remplir l'oreille d'eau tiède plusieurs fois de suite, et, à plusieurs reprises, y promener de haut en bas un petit pinceau en cheveux, en ayant le soin de le faire aller jusqu'au fond; par ce moyen, on remplacera parfaitement les injections. 3° Essuyer de suite après ce conduit avec un linge fin ou bien avec un peu de coton sec; mettre après un autre petit tampon à l'orifice, et attendre jusqu'au soir sans rien faire à l'oreille, pour recommencer, en se couchant, le pansement comme la veille. Continuer pendant huit jours de suite les pansements à la même heure; après cette époque, traiter l'autre oreille de la même manière aussi pendant huit jours, alterner ensuite de l'une à l'autre les pansements de huit en huit jours, et continuer ainsi le traitement pendant quelques mois.

Lorsque la migraine n'est point compliquée de céphalée, quelle que soit son ancienneté et son intensité, nous l'avons vue presque toujours céder à ce moyen, même dans les cas de complication de surdité. Cette dernière affection résistait, et la migraine disparaissait tout à fait par l'effet du traitement.

Quand la migraine est compliquée de céphalée, et que les symptômes se rapportent aux affections des viscères abdominaux ou à un désordre organique quelconque, le traitement acoustique sera toujours pratiqué avec persévérance, et l'affection abdominale ou le désordre organique que l'on aura remarqué seront combattus par les moyens qui leur sont propres.

Si la migraine, comme il arrive fréquemment, paraît être le résultat d'une transpiration supprimée, on couvrira la tête d'un petit bonnet ouaté, placé immédiatement sur les cheveux, en second lieu on ajoutera un bonnet de taffetas gommé par dessus, et on enveloppera tout cet appareil d'un bonnet ordinaire, etc., convenable à augmenter le degré de chaleur. Par ce moyen on provoquera une transpiration permanente, d'un grand secours dans le traitement que l'on suit.

Dans l'hiver on conservera ces bonnets nuit et jour.

EXEMPLES

OBSERVATION.

Mme Lelouis (le mari employé à la cour), rue de Sèvres, n° 38, âgée de quarante-cinq ans, atteinte d'une affection migranique, depuis trente-un ans, dont les accès se renouvelaient périodiquement tous les mois, un ou deux jours avant l'apparition de ses règles, et déterminaient des vomissements et des spasmes qui duraient près de vingt-quatre heures, me fut adressée.

Soumise au même traitement pendant au moins sept à huit mois, elle a été également guérie au bout de ce temps.

Néanmoins, je dois dire qu'elle éprouve encore des maux de tête fréquents, mais il n'y a pas de période marquée, et les spasmes ainsi que les vomissements sont entièrement disparus.

Arrivée à l'âge où les femmes sont tourmentées par l'époque du retour, il n'est pas étonnant qu'elle éprouve ces maux de tête, qui n'ont plus, suivant nous, aucun rapport avec la migraine.

Autre. M. Matras, propriétaire à Bussy-les-Pierres (Aisne), âgé d'environ cinquante ans, commença à éprouver, il y a trente ans, les premiers symptômes de la migraine. Les accès augmentèrent graduellement, au point de devenir insupportables; les vomissements ne tardèrent pas à se déclarer, comme il arrive dans les migraines bien caractérisées. Aucune de ses fonctions ne fut troublée par cette affection. Il employa tous les moyens qui lui furent proscrits par les plus habiles médecins pour se guérir, sans jamais éprouver aucune espèce de soulagement. Nous ferons remarquer qu'il était soumis à des accès périodiques, qui se renouvelaient tous les quinze jours. Ils duraient vingt-quatre heures.

Au mois de décembre 1838, ce malade vint me consulter.

Après m'être rendu un compte exact de sa position, il me fut facile de reconnaître que sa migraine provenait d'une otite chronique de l'appareil auditif externe. La matière cérumineuse était un peu fluide, abondante, et élastique, d'une couleur grisâtre.

Soumis à mon traitement par l'huile acoustique simple, qu'il employa régulièrement pendant six mois, comme je l'indique dans ma prescription, voyez page 28, il fut parfaitement guéri et vint m'annoncer lui-même son rétablissement quelque temps après. Il la fit même annoncer dans les journaux de son département.

Depuis cette époque, M. Matras n'a plus éprouvé aucun symptôme de migraine.

Autre. Madame Thibaut, marchande grainetière, rue de Sèvres n. 72, à Vaugirard, âgée de quarante-un ans, d'une *forte constitution*, replète, mais ayant la peau fine et délicate, éprouvait régulièrement, depuis l'âge de dix-huit ans, des accès de migraine. *Mariée très-jeune*, elle eut deux enfants qui ne dérangèrent nullement ces accès *de leurs périodes*. Ils étaient toujours extrêmement violents, précédés de vomissements, de frissons, d'harmonica aux oreilles, d'élancements aux orbites et au front comme si on l'avait lacérée avec un instrument pointu. Cet hiver dernier, les paroxysmes paraissaient devenir plus forts; elle éprouva en même temps une douleur sous-orbitaire continuelle. Elle vint me consulter au mois de mai suivant, et me fit connaître sa position. Le mal de tête sous-orbitaire me parut être l'effet d'un dérangement menstruel; l'examen du conduit auditif me fit découvrir l'absence presque totale du cérumen, la petite quantité qu'on en apercevait était fortement appliquée contre les parois du conduit auditif; sa couleur était d'un jaune extrêmement foncé, et lorsque je cherchais à l'enlever, il survenait une petite douleur qui se faisait sentir jusqu'aux sinus frontaux. Je parvins cependant à en extraire une petite quantité qui ressemblait assez à un petit morceau de pâte de jujube, jouissant de la même élasticité et de la même ténacité. J'approchai ma montre à quatre pieds environ de ses oreilles, elle ne l'entendait que faiblement, à six elle ne l'entendait plus. Je lui prescrivis des sangsues pour combattre la céphalalgie et des bains souvent répétés, et pour la migraine l'huile acoustique. Quatre mois de traitement ont suffi pour la débarrasser complétement de la migraine ; elle éprouve seulement encore, à l'approche de ses règles, un peu de mal au-devant du front, mais de très-courte durée, elle met un peu d'huile acoustique dans ses oreilles à cette époque, qui fait dissiper aussitôt ses douleurs.

J'aurais pu citer un nombre considérable de guérisons de migraines simples opérées par le traitement sus-énoncé ; mais comme je ne veux pas faire un grand volume, je me borne à citer ces cas assez intéressants par leur intensité et leur ancienneté, pour démontrer que cette affection moins intense et moins ancienne est combattue avec plus de facilité encore par le même traitement, comme nous en avons la preuve tous les jours.

Je vais présentement m'occuper d'exemples de cette maladie compliquée, tantôt de surdité, tantôt de céphalée, dont le traitement est aussi presque constamment couronné de succès.

« MONSIEUR LE DOCTEUR,

» Désirant ardemment guérir de douleurs de tête que j'avais depuis longues années, je me suis procuré d'abord votre brochure ; je l'ai lue avec attention, et je me suis convaincue que votre traitement pourrait adoucir mes souffrances. J'ai commencé votre traitement avec l'huile acoustique le 20 janvier, j'ai suivi exactement l'instruction ; j'éprouve déjà une amélioration très-sensible, et je viens vous demander par écrit, puisque je ne puis me déplacer en ce moment, si je dois continuer. Je dois vous avouer, monsieur, que mon mari est médecin, et ancien chirurgien-major de la grande armée, homme instruit et très-prudent. Il m'avait conduite lui-même chez plusieurs professeurs de l'École de Médecine de Paris, parce que les moyens simples qu'il avait employés n'avaient produit aucun résultat satisfaisant. J'ai, à vous dire vrai, suivi fort mal leur ordonnance, n'ayant pas grande foi à leurs remèdes, et mon mari, s'opposant à tout ce qui pourrait altérer mon estomac, qui, du reste, est très-bon.

J'avais retiré quelque bon effet des bains de siége, c'est-à-dire qu'ils me donnaient un peu de calme ; mais l'huile acoustique a fait beaucoup plus : les douleurs sont maintenant moindres, et les accès moins fréquents ; je n'ai eu depuis le 20 janvier que deux accès un peu forts, et avant cette époque, j'en avais jusqu'à trois par mois. Les douleurs étaient atroces, l'accès durait cinq à six heures, et le mal de tête ordinaire continuait pendant trente-six heures ; cet état était insupportable.

J'avais aussi souvent des douleurs aux oreilles, tellement fortes qu'elles m'arrachaient des cris perçants ; elles n'existent plus.

Une observation que je dois vous faire, c'est que je n'ai traité depuis le commencement que l'oreille gauche, qui était le côté où se portait la douleur ; pensez-vous qu'il soit utile de continuer ?

Je désire connaître votre avis.

Recevez, monsieur le docteur, mes salutations.

Signé Aline, femme MARTIN.

Crécy (Seine-et-Marne), 20 avril 1837.

MIGRAINE COMPLIQUÉE DE SURDITÉ.

M. le chevalier Leblanc, demeurant chez M. Tur-quand-Courbe, à Poitiers, affecté, depuis plusieurs années, d'une migraine compliquée d'une surdité très-intense, vint me consulter le 8 septembre 1838, me déclarant qu'il souffrait considérablement et éprouvait des élancements terribles dans ses accès, que la maladie avait, jusqu'à ce moment, résisté à plusieurs traitements qu'il avait essayés.

Mon attention se borna sur l'organe auditif, l'aspect de la matière cérumineuse me fit bientôt reconnaître une affection glandulaire, elle s'était même portée jusqu'aux glandes labiales que je re-connus légèrement engorgées.

Je lui prescrivis un traitement circonstancié, en attaquant le système glandulaire par des frictions faites tous les jours au col, avec la pommade ainsi préparée :

Hydriodate de potasse. . . . . . 3 grammes.
Axonge. . . . . 32 grammes.

Divisés en quinze parties, chacune d'elles em-ployée pour une friction, qui avait lieu le soir avant de se coucher, tous les deux jours.

Le lendemain après la friction :

Lotion avec de l'eau de savon tiède sur la partie

frictionnée , afin de nettoyer la peau et de faciliter l'absorbtion.

Le conduit auditif fut aussi soumis au traitement par l'huile acoustique, et des injections pratiquées avec le chlorure de chaux.

Le 18 avril 1839, M. Leblanc m'adressa la lettre suivante :

MONSIEUR LE DOCTEUR,

« Le 8 septembre dernier, je suis venu vous con-
» sulter à Paris. Voici le résultat de votre prescrip-
» tion depuis cette époque, j'en ai toujours fait usage
» à peu près sans succès pour ce qui a rapport à la
» surdité, puisque l'ouïe est restée dans le même
» état ; mais les douleurs et les élancements que
» j'avais dans la tête et qui étaient terribles, se
» sont entièrement dissipés. Je dois cependant
» vous faire observer que le cérumen est revenu
» en petite quantité; il est de couleur jaune clair
» et très-humide; j'ai très-souvent la gorge en-
» combrée d'une humeur grisâtre très-épaisse,
» que j'ai une peine infinie à détacher, et qui me
» donne des maux de cœur qui m'occasionnent
» des maux de tête, par suite des efforts que je
» fais en vomissant. Je désire connaître votre avis
» pour me débarrasser de cette humeur. Je vous
» prie aussi de me dire si je dois continuer l'usage
« du premier traitement, etc.

» Signé Chevalier LEBLANC. »

OBSERVATIONS.

D'après ces renseignements donnés par le malade, n'est-on pas fondé à penser que les maux de tête et les bourdonements continus des oreilles, prenaient leur source positivement dans le conduit auditif externe ? Il me semble que dans les divers traitements qu'on lui a fait subir, les médecins ont fait erreur. La preuve de ce que j'avance existe dans la déclaration qu'il a faite, et qui annonce un commencement de rétablissement de la matière cérumineuse, et la disparition totale des maux de tête dont il était affecté. Il annonce, en outre, la présence d'une humeur grisâtre qu'il a de la peine à détacher de la gorge le matin, et qui lui occasionne des maux d'estomac suivis quelquefois de vomissements et de maux de tête qui ne doivent pas être confondus avec la migraine dont il était primitivement affecté.

Cette matière est produite nécessairement par l'état pathologique de la gorge ou du pourtour de la trompe d'Eustache, et peut-être de la trompe elle-même.

Cooper et Swediaur citent des exemples de surdités de cette nature. J'ai répondu à la lettre de M. le chevalier Leblanc, et ai ajouté au premier traitement d'autres moyens thérapeutiques, afin de combattre cette dernière affection ; pensant qu'il pouvait espérer une nouvelle amélioration dans son état de maladie, et établissant mon opinion, sur le renouvellement de la matière cérumineuse qu'on remarquait dans le conduit auditif externe, et dont l'aspect indiquait un cérumen de bonne nature.

Depuis cette époque, j'ai perdu le malade de vue.

Mme veuve V. Chartier, née Bishop, rentière à la Ferté-sous-Jouarre (Seine-et-Marne), éprouvait depuis plusieurs années une migraine des plus caractérisées ; elle détermina, il y a huit ans chez elle, une grave surdité des deux oreilles, accompagnée de bourdonnements continus. Comme bien d'autres, elle mit en usage plusieurs traitements qui ne produisirent aucun soulagement.

Ayant entendu parler de ma méthode, elle voulut aussi en essayer.

Voici quel en fut le résultat.

Elle me l'écrivit au mois de mars 1839, en ces termes :

MONSIEUR LE DOCTEUR,

Comment vous exprimer toute ma reconnaissance ; vous m'avez rendu l'ouïe, le sens le plus précieux après la vue. J'étais sourde depuis huit ans ; de plus, j'éprouvais dans ma tête les douleurs les plus atroces et des bourdonnements continuels. J'ai lu votre brochure, qui m'a paru être le fruit de longues études et d'un vaste travail. Je me suis décidée à faire usage de l'huile acoustique, que vous prescrivez en pareil cas, et je puis affirmer avec certitude avoir été guérie. Cette cure est vraiment miraculeuse, et je voudrais pouvoir le dire à tous les malheureux affligés de la même infirmité. C'est dans de parcilles occasions que l'on peut regretter de ne pas occuper le premier rang, afin de reconnaître dignement un pareil bienfait.

Je ne puis, monsieur le docteur, dans mon humble fortune, que vous honorer, vous bénir, vous aimer.

Recévez, etc.

Signé, V° CHARTIER, né BISHOP.

2° M. Laporte, rue Pérignon, près l'abattoir de Grenelle, éprouvait depuis vingt ans un mal de tête d'un seul côté, qui le rendait sourd de temps en temps; on avait besoin de le saigner souvent pour lui procurer un peu de soulagement. Le mois de mars 1835, cette migraine le priva presque entièrement de l'ouïe; il vint me consulter, je lui prescrivis l'usage de l'huile acoustique : au bout de quatre mois de traitement, il fut complétement guéri de la surdité et de la migraine.

3° M. Pourchet, lieutenant au 1er régiment de carabiniers, en garnison à Versailles, vient me trouver au mois d'octobre 1832. Depuis dix ans il éprouvait une migraine cruelle qui l'avait rendu sourd des deux oreilles. Il avait consulté avant moi tous les médecins les plus célèbres de la capitale, sans pouvoir obtenir de soulagement. Après avoir examiné ses oreilles, je lui fis observer que sa migraine était l'effet d'une otite chronique et qu'elle était susceptible de guérison, ou du moins qu'il pourrait obtenir une grande amélioration à sa position; en effet, voici la lettre qu'il nous écrivit :

« MONSIEUR LE DOCTEUR,

» Je dois vous rendre compte du résultat que

j'ai déjà obtenu de l'huile açoustique que vous m'avez ordonnée ; la douleur de tête est tout à fait passée, résultat que je n'avais jamais obtenu des divers traitements que j'avais essayés ; l'ouïe aussi s'améliore journellement, le soulagement que j'ai obtenu me donne l'espoir d'une parfaite guérison prochaine ; enfin, je suis content. Je vous demande pardon de vous entretenir de ces petits détails ; mais, je le répète, je suis trop satisfait pour les passer sous silence ; vous vous rappellerez sans doute cet officier de carabiniers qui a eu le bonheur de se présenter le 15 octobre dernier à votre consultation.

J'ai l'honneur, etc.,

Signé POURCHET.

4° M. Olivier, employé à la préfecture de la Seine, âgé de quarante-cinq ans, d'un tempérament assez robuste, éprouvait, depuis environ douze ans, une migraine périodique, dont les accès se présentaient tous les quinze jours régulièrement ; il avait déjà employé divers moyens, sans pouvoir s'en débarrasser. Un jour, étant à la croisée en présence d'un air assez froid, il prit un coup d'air qui le rendit sourd, mais presque complétement de l'oreille droite. Dès lors les accès de la migraine augmentèrent sensiblement, et il lui semblait que sa tête était prise et serrée entre un étau ; il éprouvait en même temps des élancements dans le fond de l'oreille, qui correspondaient sur le devant du front ; les paroxysmes, au lieu de durer douze à quinze heures, comme auparavant, continuaient pendant deux à trois jours ; cet état pénible dura au moins six mois. Au milieu de son désespoir, il vint me trouver ; je lui prescrivis l'emploi de l'huile acoustique ; au bout de quatre mois de traitement, qu'il fit très-régulièrement, il fut radicalement guéri, non-seulement de la surdité, mais encore de la migraine. Il est bon d'observer que ses oreilles étaient sèches, à peine y trouva-t-on quelques fragments de cérumen ; aujourd'hui la sécrétion s'est rétablie, et tous les symptômes primitifs dissipés.

5° M. le général Dutry, restant à Passy, ayant fait, avec l'empereur, la campagne d'Egypte ; comme beaucoup d'autres, y gagna la peste avec migraine et surdité, se rétablit avec beaucoup de peine, mais enfin son physique fut assez fort pour résister, au moins deux ans, à l'action du climat ; de retour en France, il fut continuellement en proie à une hémicranie presque continuelle, jouissant du reste d'une assez bonne santé. Quatre ans se passèrent dans cet état ; il fit ensuite un voyage en Suisse, son pays natal, et y contracta une surdité presque complète. De retour à Paris, il fut consulter plusieurs médecins ; leurs prescriptions n'apportèrent aucune amélioration à sa position, au contraire, elle empira. Pour comble de malheur, il fut aussi pris par la goutte, qui le força de garder sa chambre pendant quinze jours, sans pouvoir sortir. Perclus de tous ses membres, en mars 1831, il me fit prier de me rendre près de lui, désirant connaître mon avis sur sa cruelle position. Je le trouvai devant sa porte, assis dans un fauteuil, armé, d'une part, d'une béquille, et de l'autre d'un grand cornet de fer blanc. J'examinai avec beaucoup de soin ses oreilles, elles étaient très-sèches; il fallait élever fortement la voix, pour se faire entendre au moyen de son cornet. Il ne désirait pas tant guérir de sa surdité qu'il regardait comme incurable, mais au moins de la douleur de tête qui se renouvelait tous les quinze ou vingt jours, et encore avec beaucoup plus de force au moment des accès de goutte. Au premier abord, sa maladie me parut entièrement incurable et surtout d'après son âge (soixante-dix-huit ans). Je le soumis à l'usage de l'huile acoustique et à celle de fumigation dirigées aux oreilles faites tous les deux jours, avec la décoction de menthe poivrée et d'arnica montana, que l'on faisait bouillir dans une demi-once de chaque dans un litre d'eau, pendant sept ou huit minutes; après l'ébullition, on plaçait ce vase sur une table et on conduisait la vapeur à l'oreille, avec le bout d'un entonnoir en verre; on ne le laissait pas toucher à l'oreille; par ce moyen, il y avait de l'air pour pousser la vapeur. Il continua ce traitement pendant cinq ou six mois; à mon grand étonnement et à celui de tous ses amis, il fut guéri de la migraine, et presque entièrement de la surdité, mais non de la goutte.

3ᵉ *Observation :* M. Vivien, restant rue de Sèvres, n. 161, âgé d'environ trente-quatre à trente-cinq ans, ayant éprouvé plusieurs sueurs rentrées, particulièrement à la tête, fut sujet ensuite à une hémicranie presque continuelle ; l'hiver dernier ces symptômes furent si violents, qu'ils firent déclarer une surdité des deux oreilles. Vers le mois d'avril, il vint réclamer mes soins. J'examinai attentivement ses oreilles, elles étaient dans l'état suivant : matière cérumineuse d'un gris foncé et en petite quantité; pressée entre les doigts, elle se divisait facilement en forme de poussière ; le conduit auditif sensible surtout vers la membrane du tympan. Sur mon avis, il se traita avec de l'huile acoustique ; au bout de quelques mois, la guérison fut parfaite ; depuis cette époque M. Vivien n'a plus ressenti le moindre symptôme ni de surdité ni de migraine.

4ᵉ Observation : M. Azaïs, inspecteur de police à Vaugirard, âgé d'environ quarante-quatre ans, d'un tempérament nerveux, sanguin, de taille moyenne, robuste, éprouvait, depuis plusieurs années, une hémicranie presque continuelle, surtout vers la tempe droite, s'étendant à l'orbite en montant vers le sourcil. L'automne dernier, il fut pris tout à coup d'une surdité de l'oreille droite, qui disparut au commencement du mois de décembre, pour reparaître de nouveau en février ; elle augmenta de jour en jour, et au mois d'avril elle était presque complète. Il vint me consulter ; l'examen de ses oreilles me fit découvrir une matière noire, fortement appliquée sur les parois du conduit auditif; pressée entre les duits, elle formait des granulations; elle avait perdu en outre toute sa consistance normale. Je lui prescrivis simplement l'huile acoustique; au bout de quelque temps de son emploi, l'hémicranie et la surdité disparurent, et, depuis cette époque, la tête et l'oreille n'ont plus éprouvé la moindre récidive.

5e *Observation :* Madame Montferrier, bijoutière, rue du Bac, n. 136, était attaquée depuis plusieurs années d'une hémicranie qui la rendit sourde. Elle consulta plusieurs médecins sans pouvoir retirer le moindre soulagement de leurs prescriptions. En 1834, elle vint me consulter; j'examinai ses oreilles, il y avait absence totale du cérumen, aussi y éprouvait-elle une démangeaison presque continuelle; on y trouvait surtout quelques atomes d'une espèce de poussière, qui n'était autre chose qu'une exsudation de cérumen altéré. J'en conclus que les glandes cérumineuses étaient le siége d'une affection chronique, provenant d'une rétropulsion de transpiration. Je lui fis plusieurs questions sur ce sujet, mais elle ne put me fixer sur la cause principale. Comme sa position me paraissait fort grave, je ne me contentai pas de lui prescrire l'huile acoustique seule, j'attaquai le système glandulaire par deux autres moyens : 1° pansement du conduit auditif avec l'huile acoustique ; 2° injection tous les matins avec une solution de chlorure de chaux ; 3° des frictions derrière les oreilles avec une pommade iodurée, en les étendant sur la moitié du cou. Je ne traitai jamais qu'une oreille à la fois et le cou du même côté. Le chlorure était ainsi préparé : chlorure de chaux, 64 grammes; eau bien claire, un litre; solution filtrée et gardée dans une bouteille bouchée pour l'usage; comme elle était à ce dégré trop forte; je la faisais couper chaque fois avec moitié eau tiède. Et la pommade se composait d'axonge, 64 grammes; hydriodate de potasse, 2 grammes; mêler et diviser en vingt parties; une par friction. Cette friction avait lieu le soir avant le pansement de l'oreille, et j'avais recommandé à la malade d'avoir le soin de laver le cou le lendemain matin avec de l'eau de savon ; ce lavage avait pour but d'empêcher de salir le linge et de dégager en même temps le système absorbant, pour que l'absorption pût toujours s'opérer sans inconvénient. Au bout de quelques mois, madame Montferrier a été rétablie, et depuis cette époque elle n'a plus éprouvé la moindre atteinte de cette maladie.

6° Madame la baronne P., âgée de vingt-trois ans, mariée à dix-sept ans, jolie et belle personne, trompée par son mari, contracta une maladie vénérienne; ayant commencé à s'en apercevoir un mois après son mariage; elle devint enceinte dans cet état, et fut traitée par la méthode végétale, qui parut produire chez elle un effet curatif ; mais, après ses couches, la maladie reparut avec intensité, elle se confia à un habile médecin de la capitale, qui lui fit subir un traitement mercuriel. La malade guérit, mais il lui resta une hémicranie, dont les accès se faisaient sentir trois à quatre jours avant ses règles. Elle éprouvait chaque fois des vomissements, des élancements aux tempes, qui ne lui laissaient presque pas de repos. Cet état durait pendant deux ou trois jours, l'oreille gauche devenait sourde chaque fois, mais la surdité disparaissait avec l'accès; elle vint me consulter au mois de novembre 1835, et me confia fidèlement tout ce qu'elle avoit ressenti avant sa migraine. J'examinai ses oreilles, la droite n'offrait rien de particulier; la gauche, au contraire, était sèche; le peu de matière qu'on y apercevait était fortement prise aux parois du conduit; lorsqu'on essayait de l'enlever, le sang coulait aussitôt et la douleur provoquait un petit accès de migraine, qui se faisait sentir pendant plusieurs heures. Je lui prescrivis ce même traitement acoustique, et, comme elle était constamment constipée, je l'engageai à prendre un peu d'exercice à la campagne, un léger laxatif tous les cinq jours, deux bains par semaine, et, pour nourriture, des viandes blanches et du laitage qu'elle digérait bien. Elle suivit exactement cette prescription et fut rester quatre mois à Versailles, allant se promener régulièrement tous les jours; souvent aussi elle se livrait à l'équitation. Au bout de quatre mois de traitement, madame la baronne fut parfaitement guérie, et depuis cette époque, la migraine n'a plus reparu.

EXEMPLE.

MIGRAINE COMPLIQUÉE DE CÉPHALÉE.

Mademoiselle D...., fille d'un riche négociant de Saint-Quentin, âgée de dix-huit ans, d'un tempérament très-irritable, fut atteinte à l'âge de douze ans d'une migraine périodique, dont les accès venaient regulièrement tous les mois. On espérait que *la menstruation* la guérirait; à quinze ans elle fut réglée, mais les règles ne parurent jamais bien régulièrement. Loin de voir disparaitre la migraine, elle fut au contraire, atteinte d'un violent mal de tête continuel que quelques hémorragies nasales soulageaient seulement un peu de temps à autre. A chaque changement de lune, elle éprouvait des crises terribles qui duraient vingt-quatre heures. La douleur se dirigeait d'une part, de dehors en dedans des orbites et du côté du front, et semblait s'établir au centre du cerveau. Elle éprouvait en même temps des battements considérables dans l'intérieur du crâne, de temps en temps *une pression considérable* sur le sommet de la tête, et après ce phénomène, elle avait des espèces de détonations dans les oreilles, ses yeux ne pouvaient pas supporter le contact de la lumière pendant la durée des paroxysmes ; elle était continuellement assoupie, et se réveillait quelquefois en sursaut au milieu de rêves affreux ; *l'accès* se terminait ordinairement le matin par une transpiration abondante accompagnée de vomissements. Cette jeune personne fut amenée à ma consultation, en novembre 1832; après m'avoir fait la narration de sa position, j'examinai attentivement ses oreilles, elles étaient dans l'état suivant : le cérumen desséché, appliqué fortement sous formes d'écailles contre les parois du conduit auditif. Je lui fis observer qu'elle devait être un peu sourde; elle m'assura que non, au contraire elle entendait par fois trop bien, puisque les sons forts lui occasionnaient un peu d'irritation et de l'impatience; je pris une montre, et l'approchai de l'oreille droite à la distance de deux pieds, elle l'entendait mais faiblement, à quatre pieds elle ne l'entendait plus. L'expérience à l'oreille opposée donna le même résultat; mais je la rassurai en lui donnant l'espoir de la guérir. Sa maman présente n'y comptait pas beaucoup, parce que déjà elle avait été entre les mains des plus habiles médecins de la capitale, qui n'avaient pu obtenir le moindre amendement.

Le traitement fut le suivant : 1° tous les mois, et régulièrement après l'accès, ou après l'écoulement menstruel, application de vingt sangsues, dont cinq à chaque aine et cinq à chaque cuisse et à la partie interne le plus haut possible, en provoquant la saignée des piqûres par l'application de cataplasmes liquides et à nu; 2° les matins à jeun, et tous les soirs avant de se coucher, prendre, dans une cuillerée de confiture de groseille, un mélange de dix grains d'oxyde rouge de fer avec quatre grains de sous-carbonate de magnésie;

boire par-dessus un verre d'eau de chiendent, *un instant après;* 3° pansement aux oreilles avec de l'huile acoustique. Ce traitement fut continué pendant six mois régulièrement ; au bout de ce temps, la jeune personne fut bien réglée, et guérie radicalement. Depuis cette époque, elle est devenue forte, et jouit d'une santé parfaite, *sans jamais éprouver aucune espèce de mal de tête.*

Autre. Madame B...., de Saint-Germain, fut atteinte de la migraine, à l'âge de dix-huit ans, à la suite d'une transpiration rentrée ; elle avait des accès régulièrement deux fois par semaine. Mariée à vingt-deux ans, mère à vingt-trois ans, elle mit son enfant en nourrice, sortit dans son jardin le douzième jour après ses couches ; l'air était frais ; elle resta assise environ une demi-heure à contempler le soleil, étant cependant assez bien couverte. En rentrant dans sa chambre, elle sentit des frissons derrière le dos, qui durèrent pendant vingt-cinq minutes environ ; mise dans son lit, elle croyait que l'accès de migraine allait la prendre comme de coutume, mais cette fois il fut des plus cruels. La douleur ne se borna pas, comme à l'ordinaire, au-devant du front, il lui semblait au contraire qu'on lui fendait la tête avec une hache : elle éprouvait des élancements dans l'intérieur du cerveau, qui lui faisaient rendre des cris perçants. Son médecin ordonna une forte application de sangsues, qui n'amenèrent *aucun* bon résultat ; et mise au régime elle se rétablit, mais conserva pen-

dant six ans un mal de tête continuel; qui n'em-
pêcha pas les paroxysmes migraniques de parcourir
toujours les périodes accoutumées. Devenue un
peu sourde, ce qui la décida à venir me consulter
le mois de septembre 1834, l'examen de ses oreilles fit reconnaître que le cérumen était décomposé;
noirâtre, presque fluide, le conduit était sensible,
et si on touchait les cheveux, elle éprouvait une
douleur vive sur toute la tête et surtout derrière
l'occiput; les digestions laborieuses, souvent des
aigreurs lui montaient à la bouche, mais ses règles ne manquaient jamais *de venir régulièrement.*

PRESCRIPTION.

1° Application d'un bonnet de taffetas gommé,
placé immédiatement sur les cheveux pour le laisser en permanence jour et nuit, et la tête passable-
ment couverte; elle en changeait tous les cinq ou
six jours. Pour boisson, eau gommeuse vineuse;
le matin à jeun, on lui donnait un paquet de sous-
carbonate de magnésie de dix grains, avec de l'eau
sucrée destiné à combattre les aigreurs de l'estomac. 2° Emploi d'huile acoustique aux oreilles;
au bout de cinq mois de traitement, les maux cé-
phaliques disparurent tout à fait; depuis lors, elle
jouit d'une très-bonne santé.

Autre. M. B.,,, élève en droit, âgé de vingt-deux
ans, cheveux châtains, teint pâle, membres grêles et
délicats, de taille ordinaire, éprouvait depuis cinq ans
des accès de migraine qui se renouvelaient tous les

4

quinze jours, et qui duraient douze à quinze heures chaque fois ; en novembre 1832, il fut pris tout à coup, après son dîner, de douleurs d'estomac extrêmement fortes, et d'une céphalalgie sous-orbitaire très-vive, avec soif ardente. Cet état dura de trente-six à quarante heures, époque à laquelle on appela un médecin qui prescrivit vingt-cinq sangsues à l'anus, et dix sur l'épigastre, à leur chute, de larges cataplasmes de farine de lin, et pour boisson de l'eau gommée sucrée, légèrement acidulée avec un peu de jus de citron. Les douleurs disparurent, mais il ne se rétablit pas ; les digestions restèrent laborieuses, et il conserva un malaise pendant tout l'hiver : il maigrit considérablement. Les accès de migraine continuèrent toujours aux époques accoutumées. Il éprouvait, pendant le paroxysme, une espèce de musique dans les oreilles et un serrement dans les tempes, comme si on les avait pressées avec un étau. Des élancements et des battements se faisaient sentir dans l'intérieur du cerveau, ses yeux ne pouvaient supporter la présence de la lumière, le moindre son l'incommodait, le bas-ventre devenait très-douloureux et ballonné ; à la fin de l'accès il vomissait et rendait considérablement des vents : il était généralement constipé. Fatigué de sa position, il vint me consulter au mois de juin suivant, et me rendit compte de sa maladie : les oreilles étaient sèches, la droite rendait seulement un peu de cérumen grisâtre. Je le mis au régime lacté, au bouillon de veau et à l'eau de gomme; je lui fis en même temps appliquer quinze sangsues sur le ventre pendant six reprises différentes, et à huit jours de distance, des cataplasmes à nu de farine de lin, et, par-dessus tout, un repos absolu. Comme il avait pris considérablement de lavements pendant tout l'hiver, je me contentai de lui donner de temps à autre de l'huile d'amandes douces le matin à jeun, deux cuillerées à bouche chaque fois; ses oreilles furent en même temps pansées l'une après l'autre alternativement huit jours chacune, avec l'huile acoustique : il garda le lit pendant treize jours consécutifs; l'accès de migraine fut très-peu sensible. Le vingtième jour, le malade était tourmenté par la faim; j'augmentai la dose du lait, mais le trentième jour il fallut lui donner du bouillon gras et un peu de soupe; j'augmentai graduellement la dose : le quarantième jour, je lui fis prendre un léger purgatif qui procura sept à huit selles.

La convalescence fut prompte; il continua, d'après mon avis, à ne prendre que des aliments légers et faciles à digérer, en même temps à panser ses oreilles avec l'huile acoustique. Au bout de quatre mois les accès migraniques et la céphalée avaient totalement disparu; il fut passer l'automne à la campagne, et revint à Paris le mois de décembre dans une parfaite santé, qui s'est maintenue depuis cette époque.

M. le comte de G..., âgé de quarante-deux ans, migranique depuis l'âge de vingt ans, fut pris de cette affection à la suite d'un bain froid. Pendant dix ans M. le comte éprouvait tous les dix-sept jours des frissons et des vomissements ; bientôt après la douleur se fixa à la tempe droite et au-devant du front ; le sourcil !de ce côté était le siège d'une pression et d'élancements considérables. En 1827, il eut un *rhumatisme goutteux qui dura pendant trois mois ;* les accès migraniques disparurent et furent remplacés par un mal de tête continuel. A la suite de ce rhumatisme, il devint sourd presque complétement de l'oreille droite ; il survint ensuite des bourdonnements dans les deux oreilles. M. le comte fut traité par des médecins du plus grand mérite ; Dupuytren lui prescrivit à la fin un séton à la nuque, qu'il porta pendant trois mois ; mais loin de produire un bon effet, la surdité se déclara à l'oreille opposée : le mal de tête et les bourdonnements continuaient toujours avec la même intensité. On lui appliquait aussi, par inter-valles, des ventouses aux tempes et au-devant du pavillon de l'oreille, on fit ensuite plusieurs injec-tions dans la trompe d'Eustache, on le mit au ré-gime antiphlogistique, mais rien ne réussit. Déses-péré, il fut à Baréges, il prit plusieurs douches sur la tête qui opérèrent très-bien ; il se croyait pres-que guéri. Il n'eut pas plutôt quitté cette ville ; que tous les symptômes se renouvelèrent. A son arrivée à Paris, il eut un accès de migraine extrê-mement violent qui dura vingt-quatre heures ; et se renouvela tous les vingt jours régulièrement et à heure précise. Il lut sur le *Journal des Débats* qu'un grand nombre des personnes atteintes de surdité venaient d'être radicalement guéries par ma méthode plein de confiance, il vint me consulter. Après m'avoir dépeint sa position , j'examinai ses oreilles, elles étaient excessivement sèches, on ne trouvait pas même un atome de cérumen; l'épiderme du conduit auditif s'enlevait par pellicules, surtout vers le fond; une montre placée entre ses dents, le son du balancier était un peu perçu par l'oreille interne; appliquée fortement sur l'orifice auditif externe , il ne l'entendait pas. Prescription : 1° huile acoustique, le derrière de l'oreille fut soumis à des frictions avec la pommade suivante, faites seulement tous les deux jours et le soir avant le pansement du conduit. Préparation : axonge, 64 grains; hydriodate de potasse, 2 grains, le tout mêlé et divisé en vingt parties égales. On en prenait seulement une pour chaque friction, qu'on étendait sur toute la partie latérale du cou. Le lendemain matin , lotion sur la partie frictionnée avec de l'eau de savon pour garantir le linge. Aussitôt que l'huile acoustique fut introduite dans l'oreille , elle opéra comme un coup d'électricité : le mal de tête cessa; le traitement fut continué pendant six mois d'une oreille à l'autre. Au bout de deux mois, les bourdonnements et l'hémicranie ont été totalement combattus; au sixième mois la surdité diminua sensiblement; mais elle ne disparut pas complétement; de temps en temps

M. le comte met un peu d'huile acoustique dans ses oreilles ; et malgré leur obscurité, il a la satisfaction d'être tout à fait débarrassé des autres symptômes.

Madame Renard, propriétaire, rue de Sèvres, n° 64, à Vaugirard, d'un tempérament nerveux et sanguin, forte de constitution, mais très-irascible, avait éprouvé les premiers accès de migraine à quinze ans ; tous les mois régulièrement les paroxysmes se renouvelaient deux ou trois jours avant ses règles, lui duraient vingt-quatre heures chaque fois ; elle vomissait considérablement pendant tout l'accès. Mariée à vingt-quatre ans, elle n'eut pas d'enfant ; sa position ne changea pas ; à plusieurs reprises elle a éprouvé des maladies du bas-ventre. En 1815, elle fut atteinte de fièvre typhoïde ; depuis cette époque les digestions ont été constamment laborieuses, sa figure était devenue rouge, les yeux idem, elle était continuellement en proie à un mal de tête sous-orbitaire ; dès lors les accès migraniques diminuèrent. En 1825, elle était dans son temps critique, et fit une autre maladie abdominale compliquée d'une céphalée avec délire continuel. Elle me fit appeler à cette époque, pour se livrer entièrement à mes soins ; je parvins à la rétablir parfaitement. Sa convalescence fut longue ; elle conserva la céphalée, et tous les huit jours, un accès migranique se renouvelait à une heure précise, et durait douze à treize heures ; je lui fis appliquer un vésicatoire qu'elle garda pendant quelque temps, qui ne produisit aucun effet. Fatiguée de sa position, elle fut consulter Boyer et Dubois, qui lui prescrivirent un séton à la nuque; elle le garda six mois sans en retirer le moindre soulagement; en 1828, madame Renard eut encore une inflammation des intestins; je fus appelé de nouveau pour la traiter. J'eus le même succès que la première fois, mais les maux de tête continuaient toujours avec la même violence; les oreilles, depuis cette époque, restèrent un peu sourdes; je lui conseillai l'emploi de l'huile acoustique, qu'elle employa pendant six mois consécutifs; l'oreille droite resta légèrement sourde, mais l'autre fut tout à fait dégagée; les maux de tête disparurent entièrement, cependant elle en éprouvait encore en automne et au printemps. Depuis cette époque elle n'a pas continué de jouir d'une très-bonne santé.

Autre. M. le baron de Winsfeld, allemand, avait éprouvé à vingt ans, à la suite d'une chute sur le dos et sur la tête, une migraine presque continuelle; à trente ans il fut pris d'un rhumatisme qui survint à la suite de plusieurs transpirations répercutées gagnées à la chasse; cette maladie affectait particulièrement les muscles du cou et toute la tête; lorsqu'on lui touchait les cheveux, il éprouvait des élancements qui correspondaient dans l'intérieur du cerveau. Pendant tout le temps que dura le rhumatisme, il éprouva une douleur sous-orbitaire, un coriza sec et une surdité complète se déclara à sa

convalescence. Quoique très-bien rétabli du rhumatisme, la migraine et la surdité continuèrent.
Ayant consulté à Berlin et à Vienne, on fut d'avis de lui appliquer un séton à la nuque, qu'il garda neuf mois sans en retirer aucun avantage. La *Gazette d'Augsbourg* du 31 décembre 1831, lui annonça que MM. le baron d'Oerzen, gentilhomme du grand duc de Meklembourg Strelitz, sourd presque complétement depuis dix-huit ans, des suites de la rougeole ; le baron de Winkell, premier inspecteur des forêts à Rosback, âgé de soixante-neuf ans ; le baron de Ribeck, à Forst (Prusse) ; madame Müller, à Raval, le baron Joacdin et madame Muller, à Landau, venaient d'être tous radicalement guéris par mon traitement ; aussitôt il prit le chemin de la France pour se rendre à Paris, et se présenta à ma consultation au mois d'avril 1832. J'examinai ses oreilles ; la matière cireuse était noire, cassante ; je le rassurai sur sa position, et lui prescrivis l'huile acoustique, et le séton fut supprimé. Trois mois après, M. le baron de Winsfelld fut tout à fait débarrassé de la surdité et de ses complications. Il vint l'année dernière à Paris, et me rendit sa visite, jouissant d'une santé parfaite.

DE

LA SURDITÉ ACCIDENTELLE.

———◆◆◆———

Il ne sera nullement question, dans cet ouvrage, de la surdité originelle, laquelle entraîne toujours la mutité, et à laquelle il n'y a point de remède à opposer.

La surdité est la perte totale ou partielle de l'ouïe; lorsqu'elle est complète, elle est nommée *Cophose*, du grec *Cophoõ*, je rends sourd; et quand elle est incomplète, elle porte le nom de *dysécée*, aussi du grec *dys*, difficilement, d'*akouõ*, j'entends. Cette dernière a été divisée, 1° en *paracousie*, à cause de la difficulté qu'on éprouve à comprendre les sons, tout en étant bien perçus; 2° en *barycoïde* ou défaut de percevoir les sons aigus et forts ou confusément, tandis qu'au contraire, les faibles sont bien entendus et perçus, surtout quand ils sont interrompus; en *oxycoïde*, lorsqu'il y a impossibilité de supporter les sons aigus; particulièrement lorsqu'ils sont discordants; enfin en *paracousie* de Willis, quand les sons et les paroles sont bien entendus et articulés au milieu d'un grand bruit ; c'est ce qui arrive par l'effet du bruit des voitures.

Notre expérience nous a prouvé que les personnes irritables, atteintes de dysécée, accompagnée de la sécheresse de l'oreille, éprouvent toutes ce phénomène. Cet organe dépourvu de cérumen devient tellement sensible à l'action du bruit continuel, qu'il perçoit les sons beaucoup mieux que les personnes qui n'éprouvent aucun symptôme de surdité.

Ce qu'on a dit du relâchement et de la tension de la membrane du tympan, pour expliquer le mécanisme de l'audition, lors de la perception des sons aigus et graves, nous paraît avoir beaucoup d'analogie avec l'aberration que contracte l'oreille dans la paracousie de Willis : cet auteur cite qu'un homme atteint de cette maladie, ne pouvait entendre et se livrer à la conversation, qu'au milieu des sons des cloches ; il cite aussi une femme atteinte de surdité, qui recouvrait la facilité d'entendre au bruit du tambour.

Sans vouloir résoudre ce secret de la nature, on peut cependant supposer que la membrane du tympan, entièrement privée du cérumen dont elle était pourvue dans l'état normal, ne maîtrise plus le mouvement de cette membrane dans l'acte de l'audition. Aussi les dyséciques ne tardent-ils pas à éprouver de grands maux de tête, suivis quelquefois de nausées et de vomissements, lorsqu'ils restent trop longtemps soumis à l'action de ces bruits.

Il faut supposer, d'après la propriété que nous attribuons à la matière cérumineuse, que la membrane du tympan n'était ni tendue ni relâchée chez les deux sujets mentionnés par Willis, mais que les oreilles étaient dans un état de sécheresse extrême, et dépourvues totalement de cérumen, que le nerf acoustique, ou toute autre partie de l'oreille chez ces malades, nécessaire au mécanisme de l'audition, n'étaient que momentanément émus par ces bruits qui stimulaient leur action, et qu'on serait arrivé peut-être à un résultat beaucoup plus satisfaisant pour le malade, si l'on avait connu la propriété de la matière cérumineuse, et si on avait surtout connu les moyens de pouvoir la rétablir.

Tous les auteurs qui ont écrit jusqu'à présent sur la surdité, se sont beaucoup plus occupés des maladies de l'oreille interne, que de celles de l'oreille externe, ce système fut établi par Guyot, maître de poste à Versailles, qui vivait en 1724, lequel avait essayé contre une surdité dont il était atteint, tous les traitements usités à son époque, sans en éprouver aucun résultat satisfaisant. Quoique étranger à la médecine, il étudia avec soin la structure de l'appareil auditif, imagina de se faire des injections avec de l'eau dans la trompe d'Eustache ; il fit fabriquer une seringue propre à cet usage, et ce moyen lui ayant réussi, la nouvelle de cette guérison se répandit rapidement, et arriva bientôt à la connaissance de l'académie de chirurgie. Ce corps savant s'empressa de demander à examiner la seringue que Guyot avait inventée. Mais, après un examen sérieux, on reconnut qu'il était presque impossible d'arriver à l'orifice de la trompe d'Eustache avec un semblable instrument. Guyot, en s'en servant, le faisait passer par la bouche. L'académie de chirurgie trouva cette invention très-ingénieuse, pensant que s'il ne pouvait servir à injecter la trompe d'Eustache, il pouvait être d'un grand secours pour laver l'arrière-bouche et l'orifice du conduit de ladite trompe, dans les maladies de la gorge ; en conséquence, elle vota des remercîments à l'auteur de cette découverte.

Comme jusqu'alors aucun moyen n'avait, pour ainsi dire, réussi contre la surdité, le corps médical ne manqua pas de s'emparer de ce procédé, qui livrait une nouvelle voie à la science. L'instrument de Guyot fut perfectionné, et au lieu de le diriger par la bouche, on l'introduisit par les fosses nasales. Cette route anatomique était plus facile pour arriver à l'orifice de la trompe d'Eustache, placée à la partie supérieure du pharynx et près de l'aile interne de l'apophyse ptérygoïde, derrière l'ouverture postérieure de la fosse nasale, formant une espèce de pavillon évasé.

Mais les succès ne répondirent pas à ce qu'on en avait espéré ; c'est sans doute ce qui décida Cooper, célèbre chirurgien de Londres, à pratiquer la perforation de la membrane du tympan, pour ten-

ter la guérison de surdité attribuée à l'oblitération
de la trompe d'Eustache. Il décrivit son procédé et
fit en même temps connaître quelques succès heureux de cette pratique, dans les *Transactions philosophiques*, cahier de juin 1801.

Depuis lors, plusieurs chirurgiens français, anglais et allemands ont employé ce moyen. On se
sert, pour pratiquer cette opération, d'un trois-
quarts légèrement recourbé, d'une ligne de diamètre; son extrémité inférieure ne doit dépasser la
canule que d'environ un huitième de ligne. Cette
extrémité doit être coupée un peu obliquement, de
sa convexité vers sa concavité, pour qu'elle s'ap-
plique par tous les points de sa circonférence sur la
membrane du tympan. M. le docteur Deleau a aussi
inventé un instrument, à l'aide duquel on peut pratiquer cette opération avec la plus grande dexté-
rité; elle se fait avec perte de substances. Boyer ne
croit pas aux résultats de la méthode Cooper; voici
comme il s'exprime à cet égard : « Cette opération
» a eu le sort de la plupart des moyens nouveaux
» en médecine. A peine Cooper l'eut-il fait con-
» naître, que la plupart des chirurgiens qui ont du
» goût pour la nouveauté, saisirent toutes les oc-
» casions qui se présentèrent de la protéger; mais
» bientôt l'enthousiasme s'est dissipé, et le temps,
» ce juste appréciateur des choses, a réduit à sa
» juste valeur la perforation de la membrane du
» tympan.

» Il paraît, continue l'auteur, que M. Cooper

» lui-même l'a abandonnée; c'est du moins ce qu'on peut inférer du silence de M. Roux sur cet objet, dans son intéressant ouvrage qui a pour titre : *Relation d'un voyage fait à Londres en 1814.*

Quoi qu'il en soit, la science est-elle plus avancée dans le traitement de la surdité accidentelle par les travaux d'Itard, de Sassy et de M. Deleau, qui se sont occupés avec beaucoup de soins des maladies de l'oreille? Nous ne le pensons pas, car ils ne sont pas sortis du système du maître des postes et de celui de Cooper. Itard a inventé une sonde ; Sassy en a inventé une autre, et ce dernier prétend qu'il est plus facile d'introduire sa sonde dans les narines, parce qu'elle présente une courbure vers son milieu, qui correspond exactement à la cavité nasale.

Il paraît que M. Deleau n'a pas grande confiance aux injections, car il préfère traiter l'oreille interne au moyen des douches d'air, nom qu'il donne à une colonne de ce fluide qu'il introduit au moyen d'une espèce de soufflet qu'il a fait confectionner à cet usage.

Une expérience de plus de cent années a donc démontré aux plus habiles observateurs, que le traitement fait à l'oreille interne, par la voie de la trompe d'Eustache, n'a été que rarement suivi de succès. Il reste encore à savoir si ces succès se sont maintenus, ou si, par ce moyen, on est arrivé à opérer une guérison radicale.

Plus qu'aucun autre médecin, à raison de notre spécialité, nous avons été à portée, en nous livrant à de nouvelles recherches, d'arriver à des résultats que nous croyons être plus satisfaisants pour la science et pour l'humanité.

Pour atteindre ce but, nous avons dû suivre une route tout à fait opposée à celle de nos prédécesseurs; sachant que le conduit auditif externe n'avait jamais attiré l'attention des praticiens, nous nous sommes attaché à son étude, d'abord dans son état normal, dans tous les âges, ainsi que dans les différents sexes, afin d'en faire une juste appréciation dans l'état de maladie.

Il résulte de nos nombreuses investigations que, dans le conduit externe de l'oreille, soit chez les enfants, depuis leur naissance jusqu'à l'âge de la puberté, soit chez les adultes et soit chez les vieillards, le cérumen y est assez abondant, que toutes les parois en sont suffisamment pourvues, ainsi que la membrane du tympan. La couleur de cette matière est d'un jaune clair. On remarque néanmoins chez les individus très-bruns, que ce jaune est un peu plus foncé, mais que sa consistance est toujours la même, gluante, et que lorsqu'on la déprime entre les doigts, elle présente des filaments.

A notre avis, cette disposition toute particulière du cérumen lui donne la faculté de moduler, par son contact immédiat, les mouvements de la membrane du tympan dans l'acte de l'audition.

Après nous être assuré de la nature cérumineuse, dans l'état de santé, nous avons cru devoir l'étudier d'après le même système chez les personnes

sourdes, et nous avons dû commencer par celles
d'une seule oreille, tant sur des sujets atteints de
surdité récente et toujours d'une seule oreille, que
sur ceux atteints d'une surdité ancienne. Nous
avons constamment trouvé dans l'oreille affligée
d'une surdité récente, lorsqu'elle n'était pas l'effet
d'un écoulement purulent du conduit auditif, une
surabondance de cette matière d'une couleur d'un
jaune foncé souvent très-fluide, ayant perdu la
consistance de son état normal : il sera question,
dans un autre chapitre, des causes qui y donnent
lieu.

Le cérumen pris au même instant à l'oreille opposée, présentait tous les caractères de celui que
nous avons défini dans l'état normal; caractère qui
indiquait son état sain, par conséquent tout à fait
opposé à celui de la première oreille.

Les mêmes expériences répétées sur des individus atteints d'une surdité très-ancienne, nous
ont prouvé que le conduit auditif de l'oreille malade était toujours dépourvu de cette matière,
qu'on trouvait seulement quelquefois en une espèce de poussière; quelquefois l'épiderme de cette
cavité se levait en desquammation, ce qui produisait au malade une démangeaison fort incom-
mode.

Le cérumen du conduit auditif de l'oreille qui
n'était pas affligée de surdité, était toujours dans
l'état normal. Nous avons observé aussi souvent,
que la présence de cette matière était sensible

ment diminuée. Nous avons pensé, dans ce cas, que
cette oreille avait aussi perdu beaucoup de sa faculté de perception. Pour nous assurer de ce fait,
nous placions une montre à une distance propre à
être bien entendue, et, ainsi que nous l'avions jugé,
les sons n'ont pas été saisis par l'oreille comme
ils auraient dû l'être; ce qui démontrait un commencement de surdité dans ce dernier organe.

Enfin, et en dernière analyse, l'examen du conduit auditif externe chez les personnes atteintes de
surdité des deux oreilles, et dans tous les âges, a
été le même que celui observé dans l'oreille malade sur les sujets affligés de surdité dans une seule
oreille.

Il arrive aussi que l'on rencontre quelquefois,
chez les vieillards, un cérumen desséché et fort
durci, superposé à la surface de la membrane
du tympan, lequel, par ses aspérités multi-
pliées, altère cette membrane au point d'y produire des désordres irréparables. M. le docteur
Ribes a trouvé, dans ce dernier cas, sur les cadavres des vieillards, cette membrane perforée et dé-
truite en partie par ces concrétions cérumineuses.

Il est à regretter qu'on n'ait pas pensé qu'une
maladie quelconque du conduit auditif fut susceptible d'amener le cérumen à l'état dans lequel l'a
trouvé cet honorable observateur.

On en a sans doute été empêché par l'opinion
régnante, qui est celle que le durcissement de cette
matière provenait de son trop long séjour dans le

conduit auriculaire ; mais nous qui avons observé les diverses espèces de cérumen, et les causes qui pouvaient produire un changement dans cette matière, nous sommes restés convaincu qu'on a été toujours dans l'erreur sur ce fait, voici les raisons sur lesquelles nous fondons notre conviction,

Nous avons déjà dit que le cérumen de bonne nature était d'un jaune clair, mais toujours d'une consistance ductile, qu'il s'étend facilement en filaments, ce qui lui donne la propriété de se répartir également dans toute la surface du conduit auditif, et qu'ainsi disposé, il devient le protecteur et le régulateur de la membrane du tympan dans les mouvements de ses actes d'audition.

Il ne peut en être ainsi lorsque cette matière est dans un état anormal, parce qu'elle a perdu cette propriété élastique qui la maintenait dans toutes les parties du conduit auditif externe, et qu'étant toujours plus abondante dans ce dernier cas, elle ne peut se maintenir également sur ses parois, et coule sans obstacle sur la membrane du tympan, principalement lorsqu'on est couché sur le côté. Au fur et à mesure qu'elle est excrétée ; une quantité considérable de cette matière s'accumule graduellement au fond du conduit auditif, finit par former un noyau qui devenant peu à peu plus consistant, irrite, par sa présence et sa nature, cette membrane, au point de troubler ses fonctions, et amène, au bout de quelque temps, un commencement de surdité qui, s'accroissant insensiblement, augmente au point que les personnes qui en sont atteintes ainsi que celles qui les entourent finissent par s'en apercevoir.

Ces divers phénomènes constituent toujours la surdité incomplète ou (dysécée).

L'observation la plus attentive nous ayant en outre continuellement démontré que cette surabondance de matière cérumineuse n'avait pas de continuité, et qu'il était impossible de limiter combien de temps elle pouvait durer; mais que si la suppression de cette matière arrivait, le noyau dont nous avons parlé était abandonné à lui-même, puisqu'il ne recevait plus des couches successive-d'un nouveau cérumen plus ou moins liquide et propre à liquéfier la première matière, qui, par l'effet de cet abandon, devenait un corps étranger acquérant avec le temps une consistance égale à celle de la pierre.

Nous expliquons ainsi la formation des concrétions cérumineuses que l'on rencontre quelquefois dans l'oreille des vieillards, lesquelles n'avaient pas encore été définies, parce qu'on n'avait pas observé la nature de la matière cérumineuse.

Les auteurs qui ont écrit simplement que la présence de ces corps occasionnait la surdité, et qu'il ne fallait que les enlever pour rétablir l'ouïe, ont commis une grave erreur. Des expériences pratiquées par plusieurs médecins, et notamment par Itard, ont prouvé que cette guérison n'était qu'instantanée, que la surdité se renouvelait quelques jours après l'extraction du corps étranger.

La pratique nous ayant démontré assez clairement que la surdité incomplète, la migraine, les bourdonnements, les sifflements et autres bruits des oreilles qui précèdent cette infirmité, sont produits dans le plus grand nombre de cas par un dérangement de la membrane du tympan, qui a pour cause le contact immédiat et continuel d'un cérumen morbide, ou bien la sécheresse du conduit auditif. Nous attribuons l'état anormal de cette matière et celui de la sécheresse; à l'engorgement aigu ou chronique des glandes cérumineuses. *Les causes de cette dernière maladie* sont chez les enfants une disposition au vice scrofuleux, la suppuration du cuir chevelu, connue sous le nom de gourme; la scarlatine, la rougeole, les fièvres inflammatoires chez les adultes et chez les vieillards, les affections rhumatismales, l'effet sympathique des maladies aiguës du bas-ventre, la syphilis, et en général tout ce qui peut avoir une action quelconque propre à exciter le système glandulaire.

La sécheresse du conduit auditif peut être également produite par une suppression subite de transpiration souvent amenée par l'habitude de se laver la tête, les oreilles, la poitrine avec de l'eau froide; la suppression des maladies de la peau, telle que dartres, gales, teignes; les suites de la chute des cheveux, les phlegmasies des membranes muqueuses, les grossesses laborieuses, les abcès ou otites aiguës mal traitées.

La sécheresse de cette cavité peut être aussi occasionnée par la présence d'une trop grande quantité de poils, qui se développent par excès chez quelques hommes très-velus. J'ai eu occasion d'en rencontrer quelquefois qui avaient le conduit auditif presque bouché par leur présence. La pointe de ces poils était retournée en divers sens sur la membrane auditive et même sur celle du tympan. Les picotements qu'ils y produisent, développent une phlegmasie chronique du conduit auditif, suppriment la sécrétion cérumineuse et la dysécée en est la conséquence.

On ne fait presque jamais attention à la légère surdité dont ces premières affections sont la cause, parce que cette surdité se borne presque toujours à une seule oreille; mais successivement la quantité de la matière anormale diminue, les bourdonnements ou sifflements se déclarent; il est même des dycésiques qui éprouvent des bruits semblables à des détonations. D'autres croyent entendre des sons musicaux, d'autres des bruissements des cascades, etc. C'est alors que la sécrétion cérumineuse disparaît; le conduit auriculaire se dessèche au point que l'épiderme se soulève par écailles et quelquefois en débris, et forme une espèce de poussière, que l'on rencontre aux parois de cette cavité. Les corpuscules et les animalcules qui sont répandus dans l'atmosphère y sont facilement introduits; leur présence occasionne des démangeaisons; et des chatouillements très-incommodes.

Nous croyons que dans ce moment-là tout le conduit auditif passe à l'état de phlegmasie chronique, et que la caisse du tympan n'en est pas toujours exemptée. Il arrive très-souvent aussi que cette otite chronique est accompagnée de migraine et de sécheresse des membranes de la gorge, et nasale ; nous désignons cette dernière affection sous le nom de *coryza sec*. La dysécée compliquée, ou non compliquée de cette dernière *maladie* augmente lorsque la température devient froide et humide, par le fait que la membrane du tympan, dépourvue de cérumin, est relâchée par l'humidité de l'atmosphère, qui ne trouve plus d'obstacle pour arriver jusqu'à elle, et lorsque l'humidité cesse, elle rentre dans ses fonctions habituelles.

Si on considère le nombre de sourds sous le rapport des diverses causes qui produisent cette infirmité, les quatre cinquièmes le deviennent par l'effet de l'engorgement des glandes cérumineuses, ou bien par l'absence de cette matière.

Le conduit auditif externe présente deux autres maladies bien connues par leur nature : l'otorrhée et les excroissances polypeuses. Cette dernière paraît même être, dans le plus grand nombre de cas, dépendante de la première.

L'otorrhée proprement dite est un écoulement chronique du conduit auditif externe ou interne, plus commun chez les enfants que chez les adultes, et chez les adultes que chez les vieillards. Sur les premiers, elle est presque toujours occasionnée par un vice scrofuleux, ou du moins, est le symptôme d'une affection glandulaire. Il n'est pas rare de la rencontrer chez les enfants atteints de la gourme ou de la teigne. Elle est aussi souvent le résultat d'un abcès, qui a attaqué également le système glandulaire. Dans ce cas, elle présente un caractère tout particulier, étant de nature muqueuse au lieu d'être purulente. C'est la raison pour laquelle elle a été distinguée en purulente et en muqueuse.

L'otorrhée purulente attaque la membrane muqueuse d'une seule ou des deux oreilles, mais plus souvent elle se borne à une.

On a pensé qu'elle avait souvent son siége dans la caisse du tympan, mais on ne trouve dans les livres aucune preuve certaine qui établisse d'une manière positive cette origine.

Nous avons remarqué seulement que cette membrane, ramollie par la présence du pus, avait été décollée dans une partie de ses adhérences osseuses, ou bien perforée. La matière passant et repassant à travers cette ouverture de la cavité externe dans la cavité interne, *et vice versâ*, pouvait faire supposer que son principe existait dans la cavité interne.

Il est facile de reconnaître la perforation ou le décollement de cette membrane, en faisant moucher la personne. Le mouvement d'expiration qu'il fait en serrant le nez et en fermant la bouche fait passer l'air par la trompe d'Eustache, d'où il sort sans obstacles par le conduit auditif et y produit en passant une espèce de sifflement, qu'il est très-facile d'entendre et de sentir, lorsqu'on porte le doigt sur l'ouverture de l'oreille. Si on approche, pendant tout le temps que dure le passage de cet air, une bougie allumée près de l'orifice auditif, la flamme est agitée.

Une question fort importante pour la thérapeutique, et que nous avons dû chercher à connaître était de savoir si la suppuration appartenait réellement à l'oreille interne ou à l'oreille externe.

Pour arriver à cette connaissance, nous commençons d'abord par injecter avec force le conduit auditif externe, à plusieurs reprises et à différentes époques.

Cette opération terminée, nous faisons pratiquer au malade de très-fortes expirations, afin que l'air ayant un libre passage par l'oreille externe, suite du décollement de la membrane du tympan, puisse entraîner devant lui la matière contenue dans la caisse du tambour; on introduit après à diverses reprises un petit tampon de coton dans l'oreille, pour s'assurer que la caisse bien nettoyée ne contient plus de pus, en faisant continuer aussi les mouvements d'expiration dont nous avons parlé.

Après ces opérations alternatives, nous arrivons facilement à extraire la matière purulente de dedans en dehors.

Le conduit auditif externe et la caisse du tambour étant ainsi nettoyés, nous plaçons un autre tampon de coton bien serré au fond de ce conduit et contre la membrane du tympan, comme moyen obturateur. Nous l'y laissons séjourner pendant environ douze heures, et, le retirant au bout de ce temps, il nous est facile de trouver de quel côté la sécrétion a lieu.

Cette expérience ne nous a jamais trompé, et nous a convaincu que la sécrétion venait de l'oreille externe, n'ayant pas rencontré de pus à la surface de l'obturateur placé devant ladite membrane.

Nous avons été porté naturellement à conclure, par ce résultat, que les cas où le foyer de cette matière était contenu dans l'oreille interne se présentaient fort rarement, ne l'ayant jamais rencontré.

Les causes les plus communes de l'otorrhée purulente, chez les adultes et chez les vieillards, sont les tuméfactions inflammatoires qui dégénèrent en abcès, l'introduction des corps étrangers qui peuvent déterminer une inflammation, et les métastases des différentes maladies.

Il n'est pas rare de voir passer cet écoulement de l'enfance à l'adulte, et même à la vieillesse. Nous avons souvent été à même d'observer cette otorrhée sur des sujets qui nous ont rapporté en être atteints depuis plus de quarante ans.

L'otorrhée muqueuse a été quelquefois attribuée à la carie des os; mais on ne peut guère l'assurer sans avoir des documents sur l'existence d'une affection osseuse de l'oreille. L'état muqueux, au contraire, indique une maladie du système glandulaire; tandis que quand, la suppuration provient des os, la matière est claire et roussâtre. On a vu, dans certains cas, les parois de cette cavité rouges, tuméflées, couvertes de végétations. Il n'est pas rare encore de rencontrer la membrane du tympan perforée ou déplantée de sa partie osseuse, et la matière se frayer un chemin dans l'oreille moyenne, ainsi que nous venons de le définir dans l'otorrhée purulente..

La présence de cette matière dans les deux cas désignés, détruit toujours la sécrétion du cérumen, et, lorsqu'elle se borne au conduit auditif externe, elle ne produit que la dysécée.

Itard a observé que cet écoulement pouvait cesser à certaines époques pour reparaître dans d'autres. En effet, cela a lieu lorsqu'on l'abandonne à lui-même. D'après notre observation, la guérison n'est pas difficile dans ces cas, en la traitant convenablement. Il est excessivement rare que l'otorrhée soit produite par la carie des os. Nous ne nous étendrons pas davantage sur la description de cette maladie, et nous renvoyons aux auteurs qui l'ont longuement décrite. (Voyez Itard, *Traité des maladies des oreilles*, et le *Dictionnaire des sciences médicales*, vol. XVI, année 1826, p. 68, par M. le professeur Andral.)

Les polypes sont des excroissances fongueuses, qui naissent sur la membrane du conduit auditif externe; ils peuvent être produits par l'otorrhée, ou venir spontanément. On ne les rencontre presque jamais sur la surface de la membrane du tympan. Leur structure est très-molle, c'est ce qui les a fait appeler polypes muqueux. Ils remplissent souvent

tout le conduit, dépassent même quelquefois l'orifice
auditif; en laissant échapper une humeur visqueuse,
ou sanguinolente. Leur présence occasionne toujours la dysécée; quand ils ont acquis un certain volume, ils ne tiennent souvent à la paroi de
l'oreille que par un peduncule très-mince, ce qui
rend leur extraction assez facile.

*Le vice de conformation du conduit auditif ex-
terne* produit aussi la dysécée. Nous faisons con-
sister ce vice de conformation à la grande étendue
qu'acquiert souvent cette cavité, ou à son étroi-
tesse extrême.

Il serait possible d'expliquer par ce phénomène
la surdité prétendue héréditaire.

Les personnes qui ont le conduit auditif externe
plus développé que dans l'état normal, peuvent également être atteintes de dysécée, l'oreille s'affectant
par la grande quantité de sons qui se ramassent dans
cet organe, et finissent par supprimer la matière cé-
rumineuse(1). La dysécée peut être aussi accidentel-
lement produite par l'introduction des corps étrangers, tels que pois, noyaux de cerises et autres corps
quelconques, qui, par leur séjour, déterminent
une phlegmasie ordinairement chronique de la
membrane auditive et même de celle du tympan.

Les bourdonnements, les sifflements, les tintements sont amenés par les causes qui donnent

____

(1) On parvient à guérir également cette dysécée ; en lui appli-
quant le traitement de la sécheresse de l'oreille.

naissance à la surdité. Nous ne parlerons pas ici de la cophose, parce que, d'après nos observations, elle nous paraît toujours être occasionnée par des lésions de l'oreille interne.

MALADIES DE LA MEMBRANE DU TYMPAN.

La membrane du tympan peut être perforée par des corps solides ou pointus, poussés avec violence dans le fond du conduit auditif externe. L'air introduit avec trop de force dans la trompe d'Eustache, soit par l'action de se moucher, soit par celle d'éternuer, peut aussi être cause de cette lésion. L'atmosphère aussi divisé avec violence par une explosion quelconque, a amené aussi dans plusieurs occasions la rupture de cette membrane. On en remarque des exemples fréquents sur des artilleurs, et principalement sur les marins servant l'artillerie à bord.

DE LA SURDITÉ AYANT POUR CAUSE LES MALADIES DE L'OREILLE INTERNE.

Les partisans du système Guyot et de Cooper, regardent comme une des plus fréquentes causes de la surdité, l'accumulation des différents fluides dans la caisse du tympan. Au premier abord cette opinion paraîtrait admissible, mais lorsqu'on réfléchit sur les diverses fonctions organiques des êtres animés, on ne peut admettre ce système que dans quelques cas particuliers qui se rattachent aux maladies de cette cavité, ou bien à celles de la trompe d'Eustache.

Pour ce qui est relatif à l'accumulation et au durcissement des mucosités provenant de la sécrétion de la membrane muqueuse gutturale, ou de celle de la trompe d'Eustache, nous les regardons comme ne pouvant avoir lieu.

Les mucosités provenant de la gorge sont trop tenaces, pour pouvoir s'épancher spontanément dans la caisse de l'oreille par la voie du canal d'Eustache, et lors même qu'elles seraient en position d'y arriver avec facilité; cet épanchement serait impossible, la membrane qui tapisse la trompe d'Eustache étant contractile, tout en excrétant au dehors, ses mucosités, opposent assez de résistance pour ne pas livrer passage aux liquides qui, résultant de la sécrétion de la région gutturale, qui tendraient à s'y introduire. La nature, qui en outre a tout prévu, débarrasse continuellement la gorge et les fosses nasales de la présence de ces humeurs, par une colonne d'air provenant du poumon qui les excrète au dehors, et lorsqu'elles occasionnent une irritation aux membranes muqueuses sur lesquelles elles sont placées; elles provoquent ou l'éternuement, ou le besoin de se moucher, ou celui de cracher. Aussi observe-t-on chez les êtres hors d'état de remplir ces fonctions (les enfants par exemple, et même quelques animaux) que cette sécrétion s'écoule naturellement par les narines.

Cette théorie ne pourrait être fausse, ou, s'il en était autrement, tous les êtres créés susceptibles de l'audition seraient sourds.

Sassy n'avait donc pas réfléchi sur l'état physiologique des fonctions des membranes muqueuses,
lorsqu'il s'exprimait ainsi : « On sait que dans les
» premiers âges de la vie, l'humeur muqueuse pré-
» domine sur toutes les autres humeurs, les rhu-
» mes, les angines catarrhales, les catarrhes auri-
» culaires tourmentent la plupart des enfants. A un
» âge si tendre, on ne peut, on ne sait pas cracher,
» les glaires de l'arrière-bouche des fosses nasales
» sécrétées en abondance, s'amassent autour et
» dans le pavillon de la trompe d'Eustache et
» l'obstruent ; de là stase des mucosités dans la
» caisse du tambour, dans les cellules mastoïdien-
» nes, et si la partie la plus tenue de ces humeurs
» est résorbée, la plus grossière se concrétera et oc-
» casionnera la surdité. »

Il appuyait cette opinion sur celle des anciens
qui disaient : « *Surditas genita a crassis et pitui-*
» *tosis humoribus internam auris partem occupanti-*
» *bus immedicabilis est ; si sit inveterata. Inveterata*
» *dicitur quæ excessit duos annos; tam longo enim*
» *tempore imbibitur in illis partibus humor, ita indu-*
» *ruit, ut vix imo nunquam possit emolliri et discuti.* »

Ayant établi, suivant nous, irrévocablement
l'impossibilité de l'accumulation du fluide muqueux provenant de l'arrière-bouche dans l'oreille
interne, les cas de surdité attribués à l'altération
de cette partie de l'organe de l'audition devien-
dront bien plus rares.

Les maladies inflammatoires de la caisse du tympan ou de la trompe d'Eustache, connues sous le nom d'otite interne aiguë, se terminant par la suppuration, peuvent donner seules naissance à un épanchement de sérosité purulente dans cette cavité, dont la partie la plus subtile se trouvant absorbée avec le temps, finit par former un résidu qui devient un corps solide et occasionne la surdité.

L'épanchement peut aussi être attribué à une exudation, provenant d'une carie de la partie osseuse que forme cette cavité. Il arrive quelquefois, à la suite de coups ou chutes sur la tête, que le sang s'épanche dans l'oreille interne, et que sa présence occasionne également la surdité.

Le diagnostic de ces affections différentes ne peut donc s'établir qu'en remontant aux circonstances commémoratives des maladies qui ont attaqué l'appareil auditif interne.

DE L'INFLAMMATION AIGUE DE L'OREILLE INTERNE.

Lorsque l'inflammation présente un caractère aigu, la douleur se fait ressentir particulièrement au fond du conduit auditif externe, elle correspond aussi à la région gutturale. On éprouve de la difficulté à tourner la tête dans un sens quelconque. La surdité est presque toujours complète, et accompagnée de tintements, bourdonnements, sifflements, ainsi que de douleurs locales permanentes qui s'étendent dans la tête et à l'oreille externe.

Lorsque cette inflammation est portée à un très-haut dégré, la membrane qui tapisse le conduit

auditif externe est également atteinte, et la sécrétion du cérumen suspendue.

Cette maladie a été décrite, sous le nom d'otite
aiguë, elle se termine rarement par la résolution,
mais bien par la suppuration, et même quelquefois
par la mort. Il est rare qu'elle attaque les deux
oreilles en même temps. On a observé, particulièrement chez les enfants, que, lorsqu'elle prend le
caractére bénin, la dysécée en est ordinairement
la suite. Si au contraire elle devient intense, elle
occasionne la surdité complète, et si elle a lieu
sur des enfants en bas âge, la surdité mutité s'en-
suit.

Quand la tumeur inflammatoire vient à s'ab-
céder dans l'oreille interne, toute cette cavité
se trouve remplie à l'instant même de matière,
qui ne tarde pas à tomber dans la gorge, en sor-
tant par l'orifice de la trompe d'Eustache; le malade éprouve presque aussitôt un sentiment qui
l'oblige à cracher, le pus est exudé en abondance
et tombe souvent par la narine.

On remarque aussi, mais rarement, que ces
abcès se développent dans les cellules mastoïdes,
dans ce cas, la tumeur ne s'ouvre pas toujours dans
l'oreille interne, et alors la matière purulente
qu'elle contient se fraie un chemin fistuleux à travers la partie osseuse, pour venir s'épancher sous
les téguments et près du cartilage postérieur du
pavillon auriculaire.

Dans d'autres circonstances, la tumeur inflammatoire s'étend dans la caisse du tympan à un haut degré, et refoule la membrane de ce nom dans l'orifice auditif externe, au point de la faire éclater ou décoller de dessus sa partie osseuse ; alors le pus s'écoule en dehors, et les douleurs aiguës disparaissent presque aussitôt ; et si l'appareil auditif interne n'a pas été désorganisé par l'inflammation, l'ouïe se rétablit jusqu'à un certain degré.

Si l'accumulation du pus dans l'oreille interne occasionnait des douleurs trop fortes au malade, c'est, suivant notre opinion, le cas de pratiquer la perforation de la membrane du tympan, proposée par Cooper.

Il est rare qu'on ne conserve pas après cette affection une phlegmasie chronique de la membrane qui tapisse le tympan, et que nous croyons pouvoir désigner sous le nom de tympanite.

Nous nous étendrons très-peu sur les maladies du labyrinthe, qui sont pour ainsi dire inconnues. Relativement à celles des membranes qui le tapissent, elles peuvent être regardées comme tout à fait dépendantes des affections du tympan.

L'autopsie a établi quelquefois des caries dans la partie osseuse du labyrinthe, qu'on a attribuées soit à un vice scrofuleux, soit à un vice syphilitique.

DE LA PARALYSIE DU NERF ACOUSTIQUE.

Malgré tout ce qu'on a dit sur la paralysie du nerf acoustique, il est impossible de pouvoir dia-

gnostiquer d'une manière positive sur son existence dans le cours de la vie. Brown prétendait
que la paralysie de ce nerf était produite par excès
d'irritabilité; il la désignait sous le nom de sthéni-
que ou d'asthénique.

Grapengiesser distinguait la première à ce que
le malade entendait mieux lorsqu'on lui parlait
doucement et près de l'oreille, que lorsqu'on lui
parlait très-haut et dans un porte-voix, ou dans
l'état de repos plutôt que dans l'exercice.

« D'après cet auteur, les phénomènes suivants
» signalent la dernière époque de paralysie. La
» surdité augmente ou diminue selon les différents
» états de la santé et de l'excitation du malade; après
» le changement de température. Il entend mieux
» lorsqu'il se porte bien et qu'il se sent fort après
» le repas, après avoir bu du vin, ou après un cer-
» tain exercice; lorsqu'il a de la joie que lorsqu'il
» est triste; quand le temps est sec et le baromètre
» haut, que pendant que le temps est humide et
» le baromètre bas. Il entend mieux le soir que le
» matin, après le sommeil; moins bien lorsqu'il a
» passé une nuit agitée, etc. »

« Il entend mieux enfin et plus distinctement lors-
» qu'il est au milieu du bruit et même d'un bruit
» violent, comme celui du canon, que quand le si-
» lence règne autour de lui. »

A notre avis Brown et Grapengiesser, ainsi que
les autres médecins qui ont admis cette opinion,
étaient entièrement dans l'erreur. Ces phénomènes

que nous avons cités, que Willis a observés aussi, et auxquels il a donné le nom de paracousie, sont amenés par la sécheresse qui tapisse l'appareil auditif, et non par la paralysie du nerf acoustique.

Cooper avait également observé le défaut de sécrétion du cérumen dans les surdités commençantes.

Nous ne pouvons donc attribuer l'asthenie et la sthénie de Brown, qu'à l'altération simple ou compliquée du conduit auditif externe. Nous sommes d'autant plus fondé à émettre une semblable opinion, qu'elle repose sur des faits de guérison incontestables que nous obtenons continuellement par la reproduction de la matière cérumineuse qui avait disparu du conduit auditif, chez les personnes éprouvant les symptômes déjà cités par Brown, etc. Nous concluons par exprimer que si cette espèce de surdité était produite par une paralysie du nerf acoustique, les moyens que nous employons auraient été sans résultat.

MALADIES DE LA TROMPE D'EUSTACHE.

L'oblitération de la trompe d'Eustache, et son absence, par vice de conformation. sont deux maladies au-dessus des ressources de l'art ; cependant on a proposé, pour remédier à la surdité qui en résulte, de rétablir la communication de l'air extérieur avec celui de la caisse du tympan, en perçant cette membrane ou en pratiquant, à la portion mastoïdienne du temporal, une ouverture qui pénètre dans ses cellules. Nous avons déjà dit que Cooper était le premier qui avait tenté la perforation de la membrane du tympan, nous ne reviendrons pas sur ce chapitre. Il est souvent fort difficile de reconnaître l'oblitération de la trompe, on n'a que la sonde pour s'en assurer; mais il arrive aussi quelquefois qu'il est impossible de pratiquer cette opération, les malades ne pouvant ou ne voulant pas s'y soumettre; dans tous les cas, on ne peut supposer l'occlusion de la trompe, qu'après être remonté aux circonstances des maladies qui ont précédé la surdité: c'est seulement alors qu'on doit se décider à passer une algalie dans les narines pour la faire arriver à l'orifice de la trompe, placé derrière le méat postérieur des fosses nasales. Lorsque le pavillon de la sonde entre sans difficulté, il n'existe pas d'occlusion, on peut même alors y faire quelques injections avec de l'eau tiède; aussitôt que le liquide arrive dans la caisse, sa présence y occasionne une légère chaleur qui se fait ressentir sur la membrane du tympan, à moins que cette cavité ne soit totalement fermée au point de ne pas laisser un léger intervalle pour le passage du liquide introduit.

La trompe d'Eustache est encore sujette à être obstruée par un dépôt de mucus épaissi ou durci, placé sur son orifice en forme d'obturateur, ou par le développement d'une tumeur qui comprime cette ouverture, ainsi que par la présence d'un polype qui la bouche entièrement.

C'est sans doute le cas dans lequel se trouvait Guyot, qui parvint à se guérir, en faisant, par hasard des lotions à la gorge, croyant faire des injections à l'oreille interne, lieu où il supposait l'existence de sa maladie.

L'inflammation de la trompe d'Eustache peut être aiguë ou chronique. Dans les deux cas, on ne doit pas supposer qu'elle se borne à la membrane muqueuse de ce conduit. Elle s'étend nécessairement sur les membranes de tout l'appareil auditif interne, et est tout à fait indépendante de l'otite dont nous avons parlé.

DE LA PHLEGMASIE CHRONIQUE DE L'OREILLE INTERNE.

Nous sommes les premiers qui aient fait mention de cette maladie, laquelle, suivant l'observation que nous en avons faite, se présente assez souvent. Elle est ordinairement caractérisée par un coryza sec et continuel, par la perte de l'odorat, par la dysécée et par la sécheresse du conduit auditif. Elle peut être l'effet des phlegmasies chroniques, des viscères abdominaux, et est désignée sous le nom de gastrite; lorsqu'elle est ancienne, on rend peu de mucosités par le nez, mais il s'en écoule un liquide séreux en petite quantité. Les malades ressentent des maux de tête continuels ou périodiques, connus sous le nom de migraine. Ils éprouvent de la fatigue, de la mélancolie, et sont sujets à des impatiences : en un mot, cette affection agit et sur le moral et sur le physique.

Cette phlegmasie reconnait aussi pour cause la syphilis mal traitée, la rétropulsion des maladies de la peau, quelle qu'en soit leur nature, les constipations opiniâtres, le flux hémorroïdal, les peines d'esprit, la transpiration subitement arrêtée, et enfin toutes les causes déjà décrites dans la phlegmasie chronique de l'oreille externe.

Les auteurs font aussi mention des désordres occasionnés dans la caisse du tympan, par différentes maladies qui déterminent l'ankylose des osselets, observée par Ruysch, et l'épaississement de la membrane du tympan.

Nous ne pensons pas, d'après la texture anatomique de la membrane du tympan, que son épaississement puisse avoir lieu, mais que la membrane muqueuse, qui se réfléchit sur elle dans sa face interne, frappée de la phlegmasie chronique, dont nous avons déjà parlé, s'épaissit, et, confondue avec cette membrane, aura été prise pour elle par les observateurs.

On a en outre parlé des rhumatismes de l'oreille interne. Nous n'entrerons pas dans des détails sur cette maladie, laquelle, suivant nous, ne doit pas être séparée des phlegmasies dont il a été déjà question.

D'après ce qui vient d'être défini, il résulte de nos nombreuses observations que la surdité, incomplète dans le plus grand nombre de cas, peut-être l'effet d'une altération du conduit auditif externe et interne en même temps.

Il est facile de reconnaître l'altération de l'oreille externe à son physique.

Mais on ne peut porter un diagnostic aussi certain sur l'existence de l'altération de l'oreille interne qu'après avoir trouvé l'externe dans son état normal, et encore faut-il faire des recherches pour découvrir la nature, et le siége qu'elle peut occuper dans telle ou telle partie de l'organe de l'audition. Par exemple, en remontant aux circonstances commémoratives des maladies auxquelles la personne a été en proie avant le développement de la surdité, si on découvre qu'elle a été sujette à des affections inflammatoires de la gorge, d'otite interne, de tumeur qui se seraient abcédées vers l'orifice de la trompe d'Eustache, ou bien si la surdité s'est déclarée à la suite de fortes percussions sur la tête ; on pourra conserver des craintes sur l'existence de la cause dans l'oreille interne. Mais il est arrivé souvent que les causes sus-énoncés sont d'une nature assez légère pour ne produire que la dysécée, qui devient alors facile à guérir par un traitement dirigé dans le conduit auditif externe, tandis que, dans la cophose, il est difficile de diagnostiquer et de pronostiquer d'une manière aussi positive, etc. Quoi qu'il en soit, lorsque nous avons quelques documents qui peuvent nous faire supposer que l'oreille interne est malade, nous cherchons à nous éclairer de toutes les manières. Aussi nous sommes-nous attaché à des moyens propres à faire connaître dans quel état pouvait se trouver le nerf acoustique, ou toute autre partie intérieure destinée à l'acte de l'audition.

Lorsque, par exemple, une surdité se développe pendant le cours de la phlegmasie chronique, de la membrane nasale que nous avons décrite, et qu'en même temps le conduit auriculaire externe se trouve dans l'état normal, nous supposons que la phlegmasie attaque tout l'appareil auditif.

Pour arriver à un résultat plus positif dans la différence de ces surdités, nous avons pensé qu'une montre, dont le mouvement serait d'une force ordinaire, remplirait le but que nous nous étions proposé. Nous la plaçons entre les dents de la personne sourde, les deux oreilles étant bouchées au dehors. Si le son du balancier est bien perçu des deux côtés, nous établissons que l'appareil auditif interne n'est pas malade, tandis qu'il l'est dans le cas contraire. Lorsque nous l'appliquons ensuite sur le pavillon de l'oreille externe, et que le battement n'est pas entendu, ou l'est faiblement, nous sommes encore plus certain que l'oreille externe est la plus affectée. Lorsque la surdité se borne à une seule oreille, l'expérience est la même et produit un semblable résultat du côté affecté, etc. Ce procédé nous paraît concluant, pour ne traiter alors que l'oreille externe, lorsque la montre est bien entendue en dedans. Mais il arrive souvent, surtout chez les personnes âgées, qu'il nous est de toute impossibilité de faire cette expérience, parce qu'elles n'ont pas les mâchoires suffisamment garnies de dents, et que les sons ne sont transmis à l'oreille que par les sensations des nerfs dentaires. Dans cette position, nous avons dû juger de leur état par le simple examen du conduit auditif externe.

OBSERVATIONS.

Les personnes qui ont étudié l'histoire de la médecine savent que le célèbre Stahl donna une forte impulsion au progrès de l'enseignement médical ; aussi reconnaissait-il la nécessité de faire une grande réforme dans la thérapeutique, quand il écrivait : « Je voudrais qu'une main habile entreprît de net- » toyer cette étable d'Augias. » Depuis cette époque, la science s'est enrichie par de nouvelles découvertes, et la thérapeutique a été réformée et presque renfermée dans les bornes qui lui sont naturelles, grâce aux immenses travaux de nos célèbres Desbois, Alibert, et de M. Barbier d'Amiens, etc., etc.

La nature des maladies de l'oreille étant restée, comme nous l'avons déjà dit plusieurs fois, dans la plus grande obscurité, il n'est pas étonnant que les moyens employés jusqu'à présent n'aient été que rarement suivis de succès.

En effet, peut-on espérer de guérir une personne atteinte de surdité, si la cause de la maladie existe dans l'oreille externe, et que l'on attribue cette cause à l'oreille interne? En croyant y appliquer le

traitement convenable, on commet une grave erreur.

Les humoristes mixtes n'ayant pas grande confiance à la pratique de Cooper et de Guyot, dont
nous avons déjà parlé, ont maintenu, dans la thérapeutique de l'oreille, les purgatifs, les vésicatoires, les sétons, les cautères, et enfin les ventouses.
Tous ces moyens ayant échoué, les médecins amis
de l'humanité ont dit avec raison que cette partie
de la médecine avait besoin d'être éclairée, et se sont
bornés à livrer, dans le plus grand nombre de cas,
la guérison de la surdité aux seuls efforts de la
nature.

La nouvelle méthode que nous avons adoptée
dans l'étude des maladies de l'oreille nous ayant
paru, d'après nos observations et le grand nombre de guérisons que nous avons obtenues, devoir
être couronnée de succès, nous a mis à même de
juger l'insuffisance de la thérapeutique dont il vient
d'être question, et que la médecine ordinaire a
toujours mis en usage jusqu'à présent.

Aussi proscrivons-nous la plupart de ces exutoires dans notre traitement. Nous conservons seulement l'emploi du vésicatoire, dans le cas de surdité
occasionnée par une inflammation aiguë, l'otorrhée
simple ou symptomatique.

Nous allons nous occuper maintenant de décrire
les traitements qui nous semblent convenables aux
diverses espèces de surdité, en les appuyant sur
des faits authentiques, que nous jugeons indispen-

sable de faire connaître afin d'établir les preuves nécessaires des études et des recherches auxquelles un travail opiniâtre et l'amour de la science nous font nous livrer depuis tant d'années dans l'intérêt de la société.

Nous divisons ces traitements en externe et en interne.

DU TRAITEMENT EXTERNE.

Il arrive très-souvent qu'un état inflammatoire attaque ou une ou les deux oreilles; cette affection est désignée sous le nom d'otite aiguë. En principe, il est reconnu qu'on doit la traiter par les antiphlogistiques, employés comme il suit :

Lorsqu'on est appelé à temps , il faut chercher par le moyen des saignées locales (sangsues) à opérer la résolution. Si ce moyen ne réussit pas, amener la tumeur à l'état de suppuration, en appli-les émollients sur le pavillon de l'oreille, et les injections de mauve ou de guimauve dans le conduit auditif.

En guérissant les affections inflammatoires , il est rare, si elle a été bien soignée, que la surdité ne disparaisse avec cette affection , à moins qu'il n'y ait eu désorganisation de la membrane qui tapisse le conduit auditif, ou des glandes cérumineuses.

Une douzaine de jours environ de ce traitement suffisent pour guérir radicalement cette espèce de surdité, que nous n'avons pas eu occasion d'observer, compliquée de désorganisation de la mem-

brane du conduit auditif ou des glandes cérumineuses, mais que nous croyons néanmoins pouvoir
exister dans quelques cas. Nous avons été à même
d'observer nombre de fois des phlegmasies chroniques du conduit auditif externe, provenant de cette
otite aiguë.

TRAITEMENT DE L'ENGORGEMENT CHRONIQUE DES GLANDES CÉRUMINEUSES.

Cette affection, comme nous l'avons démontré
dans la description que nous en avons déjà faite,
et que l'on reconnaît à un cérumen de mauvaise
nature, cède toujours au traitement suivant, que,
d'après nous, il est nécessaire d'appliquer toutes
les fois qu'on est à même de l'observer. Il consiste
à panser le conduit auditif de la manière suivante :

Le soir étant couché sur le côté, on fera introduire dans l'oreille malade huit à dix gouttes
d'huile acoustique ; on fermera ensuite l'orifice
de cette oreille avec un tampon de coton bien
comprimé pour qu'il puisse produire l'effet d'un
bouchon. Le malade restera le plus de temps
qu'il lui sera possible dans cette position.

Le lendemain, en se levant, on fera faire, dans
le conduit, une douzaine d'injections coup sur coup,
très-légèrement, à l'aide d'une petite seringue
(fleurs de guimauve, ou graine de lin, claire et
et tiède); on fera essuyer ensuite l'orifice avec
un linge fin ou du coton sec.

S'il est loisible à la personne malade de rester

chez elle, placer dans ce même conduit un peu de coton roulé en forme de mèche imbibée d'huile acoustique, en ayant soin que cette mèche pénètre au fond du canal; qui a environ un pouce de profondeur ; laisser cette mèche à demeure toute la journée, et le soir renouveler le pansement comme la veille. Il est à observer que si l'on était obligé pendant ce traitement de sortir de chez soi pour vaquer à ses affaires, il serait inutile d'introduire dans l'oreille la mèche de coton imbibée d'huile, et qui doit aller au fond du canal; mais seulement il serait nécessaire de boucher le conduit auditif avec un petit tampon de coton pour le garantir de l'impression de l'air.

Telle est la marche à suivre pendant la durée du traitement. Il est quelques personnes irritables, et qui supportent avec peine les injections; elles peuvent être remplacées par le lavage suivant : (Se coucher comme pour le pansement, et remplir le conduit auditif, à plusieurs reprises, avec le liquide destiné aux injections, et promener ensuite dans toute l'étendue de ce conduit un petit pinceau en cheveux, destiné à balayer l'oreille).

Lorsqu'une oreille est seule affectée, il faut la traiter pendant huit jours de suite, et la laisser en repos huit autres jours, recommencer après le traitement, et alterner ainsi de huit jours en huit jours.

La même méthode doit être suivie en cas d'affection des deux oreilles. Seulement lorsqu'une oreille aura été pansée pendant huit jours, on la laissera reposer pour s'occuper de l'autre, et l'on continuera ainsi pendant toute la durée de la maladie.

Nous allons présenter plusieurs exemples de guérison de la surdité occasionnée par l'altération du cérumen, et nous choisissons de préférence plusieurs de ces exemples dans la localité (Vaugirard) où nous habitons.

ENFANTS TRAITÉS DANS LE COURANT DE 1838 ET 1839.

La petite Lerricollet, âgée de onze ans, demeurant rue Blomet, n° 56, chez ses parents (blanchisseur), avait éprouvé, depuis quatre ans environ, les premiers symptômes de la surdité.

Cette enfant, dont la dentition avait été très-difficile à se développer, avait également eu plusieurs inflammations du bas-ventre à différentes époques; la surdité ayant considérablement augmenté au mois de mars de l'année dernière, je fus appelé par les parents.

La matière cérumineuse renfermée dans le conduit auditif des deux oreilles était assez abondante, mais d'une couleur noirâtre, ne filant nullement lorsqu'on la déprimait. Je fus à même de porter de suite mon diagnostic, attribuant l'état de cette matière à l'engorgement des glandes qui la sécrètent.

Elle fut soumise au traitement fait avec l'huile acoustique, que nous avons décrit plus haut. Deux mois et demi ont suffi pour opérer sa guérison complète.

Le conduit auditif, visité après cette guérison, nous a présenté une matière d'un jaune pâle et élastique, telle que nous la décrivons dans l'état normal.

Autre. La petite Laumonnier, âgée de dix ans, demeurant à Vaugirard, rue Groult-d'Arcy, n° 18 ou 20, chez ses parents (menuisier), ayant été soumise dans son enfance à différentes phlegmasies des viscères abdominaux, par l'effet de la dentition, devint graduellement sourde. Les parents consultèrent leur médecin, qui ordonna l'application d'un vésicatoire au col. N'ayant pas confiance en ce moyen, ils consultèrent d'autres médecins à Paris, qui ordonnèrent la même prescription.

Cet avis n'ayant pas satisfait, on amena l'enfant à ma consultation.

Le conduit auditif examiné me présenta un cérumen de la même nature que celui dont j'ai rendu compte dans le cas précédent. Je proscrivis l'emploi du vésicatoire, et prescrivis simplement l'usage de l'huile acoustique et des injections.

La guérison fut parfaite au bout de trois mois, et le conduit auditif visité quelque temps après cette guérison, me présenta un cérumen tout à fait normal.

Autre. L'enfant Masson, âgé de onze ans (ses père et mère blanchisseurs à Vanves), en pension à l'institution Maniette, Grande-Rue à Vaugirard, introduisit, il y a quatre ou cinq ans un noyau de cerise dans l'une de ses oreilles; il devint sourd, et, n'avouant pas à ses parents cette circonstance, conserva ce corps étranger dans le conduit auriculaire. Les parents, dans leur ignorance, le laissèrent ainsi; la surdité augmenta graduellement et finit par s'étendre aux deux oreilles : il est à remarquer que l'oreille opposée à celle qui renfermait le noyau devint plus sourde.

Il fut placé en cet état dans la pension Maniette. En qualité de médecin de cet établissement, le directeur, après avoir pris l'avis des père et mère, me fit appeler pour traiter cet enfant. Le conduit auditif des deux oreilles renfermait une grande quantité de cérumen; on ne soupçonnait pas l'existence d'un corps étranger dans une d'elles, recouverte dans tous les sens par cette matière entièrement anormale, d'une couleur noirâtre et dépourvue d'élasticité.

Je soumis ce petit sourd au même traitement que Lerricollet et Laumonnier cité plus haut. Au bout de quinze jours, le noyau fut excrété au moyen des injections, mais la surdité resta la même; ce ne fut qu'au bout de trois mois de traitement qu'il recouvra l'ouïe dans toute sa perfection. Aujourd'hui ses oreilles contiennent une matière d'un jaune clair, gluante. Jouissant enfin de toutes ses propriétés normales, j'ai occasion de le voir souvent, il ne paraît pas devoir craindre une récidive.

Autre. L'élève Chevel, âgé de quatorze ans, les parents chapelier, rue Dauphine, n. , aussi en pension à l'institution Maniette, était également atteint, depuis quatre ou cinq ans, de dysécée des deux oreilles augmentant tous les jours, au point d'interrompre ses études ; je fus également consulté. Soumis au traitement avec l'huile acoustique et les injections, au bout de six semaines, la surdité paraissait avoir disparu. L'enfant, contre mon gré, ne voulut plus continuer ce traitement ; mais un mois environ après, la surdité devint plus intense qu'auparavant. Il fut donc contraint de le recommencer de nouveau, et le continua pendant quatre mois consécutifs ; il est aujourd'hui parfaitement rétabli ; le conduit auditif présente un cérumen tout à fait normal. -

Autre. Le fils de M. Bodin, propriétaire, rue Blomet, n° 64, à Vaugirard, fut frappé tout à coup d'une surdité presque complète, accompagnée de bourdonnements, de sifflements, etc. Après avoir employé sans succès divers moyens, il vint me trouver ; c'était le quatrième mois après l'invasion de la surdité ; il ne savait à quelle cause attribuer son infirmité, n'ayant jamais eu de douleurs aux oreilles. Examinées avec attention, elles étaient remplies d'un cérumen liquide d'une couleur grisâtre, non gluant. Une montre appliquée sur le pavillon de l'oreille, des deux côtés, était à peine entendue ; placée en outre entre les dents, le son du mouvement était bien perçu. J'en conclus que l'oreille

interne était tout à fait saine ; je le soumis au traitement acoustique comme les autres sus-énoncés,
au bout de deux mois, la matière cérumineuse
qu'on rencontrait dans les deux oreilles était dans
l'état normal, et la guérison fut radicale. Voilà deux
ans passés que le traitement a eu lieu, et depuis
cette époque, pas le moindre symptôme de surdité
ni de bourdonnement ne s'est représenté.

ADULTES OU VIEILLARDS ATTEINTS DE LA MÊME ESPÈCE DE SURDITÉ.

Autre. Madame Noblet, âgée de trente-huit ans,
Grande-Rue de Sèvres, 106, à Vaugirard, éprouvait depuis environ douze ans des symptômes de
surdité périodique d'une seule oreille, se plaignait
en même temps d'un bourdonnement continuel. Au
commencement de l'année 1835, la surdité gagna
l'oreille opposée ; elle se décida alors à aller consulter dans plusieurs hôpitaux. Tous les médecins
s'accordèrent sur la nécessité d'un vésicatoire à la
nuque. Comme ce moyen devait amener la sus-
pension des travaux auxquels elle avait l'habitude
de se livrer pour gagner sa vie, elle retarda ; mais
la surdité augmentait journellement, au point
qu'elle finit par n'entendre presque plus rien. Pendant ces entrefaites, on lui conseilla d'avoir recours
à mon ministère ; en effet, elle se présenta à ma
consultation. Je rencontrai l'oreille droite, qui avait
été la première affectée, remplie d'une grande quantité d'une matière cérumineuse de couleur noirâtre

et fluide. On entendait à peine le balancier d'une montre appliquée entre les dents ; soumise également au traitement acoustique dirigé de la même manière que chez les précédents. La guérison fut parfaite au bout de trois mois, et le mari m'adressa la lettre suivante :

« MONSIEUR LE DOCTEUR,

» J'ai l'honneur de vous informer que ma femme est totalement guérie de sa surdité ; elle en était affligée depuis douze ans. Deux mois de traitement ont suffi pour la débarrasser complétement de cette infirmité ; elle est comblée de joie et fait des vœux, ainsi que toute la famille, qui partage son allégresse, pour que votre talent s'étende sur tous les malheureux affligés de surdité ; et, il faut l'espérer, ils trouveront la même félicité ou du moins du soulagement.

» Cette découverte est un bien précieux pour l'humanité ; on ne saurait trop la publier.

» Monsieur,

» Daigner accepter mes salutations et ma reconnaissance, etc.

» *Signé*, NOBLET, propriétaire,

» Rue de Sèvres, n° 106, à Vaugirard. »

Autre. M. Gogibus, rentier, Grande-Rue, n. 109, aussi à Vaugirard, âgé d'environ soixante-quatre ou soixante-cinq ans, atteint depuis plusieurs années d'une dysécée, qui augmenta considérablement

pendant l'hiver de l'année 1838 et 1839, au point
que sa femme avait besoin d'élever prodigieuse-
ment la voix pour se faire entendre, vint me consulter. Un examen attentif me fit découvrir qu'une
oreille ne renfermait que peu de cérumen, sa couleur était crayeuse ; pressé entre les doigts, il se
divisait facilement en petites parcelles. Je lui fis
observer que cette oreille était malade depuis fort
longtemps. En effet, il me répondit que la surdité
avait commencé par attaquer celle-là la première ;
l'opposée, examinée ensuite, contenait un cérumen
beaucoup plus abondant et d'un jaune très-foncé ;
il me fut impossible de faire l'expérience de la
montre, le malade n'ayant pas de dents incisives,
je ne pouvais juger du degré de surdité et de l'état
de l'oreille interne. Je le soumis au traitement fait
avec l'huile acoustique, et je fis pratiquer des injections tous les matins à l'oreille pansée la veille
au soir. L'espace de trois mois environ a suffi pour
combattre cette surdité ; j'ai occasion de le voir de
temps à autre, ses oreilles sont dans un état tout à
fait normal, et la guérison ne s'est pas démentie.

Autre. En 1836, madame Loire, faïencière,
Grande-Rue, n° 93, à Vaugirard, commença à
éprouver des bourdonnements et des sifflements
aux deux oreilles ; en 1838, elle devint sourde.
M'ayant fait appeler, j'examinai les conduits auri-
culaires ; le cérumen qu'ils renfermaient était abondant, très-fluide, d'une couleur roussâtre, et les
oreilles très-sensibles. Je la soumis au traitement

acoustique externe ; au bout de deux mois, les bourdonnements et la surdité avaient tout à fait disparu.

Autre. M. David, nourrisseur et propriétaire, rue de l'École, n. 73, à Vaugirard, éprouvait depuis environ quatre ou cinq ans une surdité incomplète, qui augmenta considérablement en 1837, au point qu'il fallait fortement élever la voix pour se faire entendre. Il me fut adressé par un de ses amis, car M. David n'était pas mon client. L'examen de ses oreilles me fit découvrir un cérumen noirâtre, assez mou ; sa quantité était ordinaire et d'une couleur semblable aux deux exemples précédents. Soumis à l'emploi de l'huile acoustique, deux mois de traitement ont suffi pour lui rendre l'ouïe ; depuis cette époque, il n'a plus éprouvé le moindre symptôme de surdité.

Autre. M. Boulé, âgé de soixante-dix-huit ans, ancien marchand de vins en gros, rue de l'École, n° 35, à Vaugirard, éprouvait depuis sept ou huit ans, une dureté d'oreille assez sensible ; en 1837, il devint tout à fait sourd. Il eut également recours à mon ministère ; l'examen fait aux deux conduits auditifs me démontra la présence d'une grande quantité de matière cérumineuse d'une couleur noirâtre ; la montre, appliquée sur le pavillon de l'oreille, n'était nullement entendue. Il éprouvait en outre un battement violent en dedans de la tête, et des espèces de détonations, suivis d'un carillon continuel. Il fut soumis au même traitement acoustique, qu'il suivit régulièrement pendant cinq mois ; sa guérison fut complète. Il n'a pas éprouvé, depuis cette époque, le moindre symptôme de surdité, ni bruits, ni battements,

Je dois faire observer que toutes les surdités incomplètes produites par l'état anormal du cérumen, que j'ai eu occasion de signaler depuis 1835, à Vaugirard, ont été toutes combattues avec le plus grand succès, comme on peut le remarquer par les exemples qui viennent d'être cités.

TRAITEMENT DE LA SURDITÉ PRODUITE PAR LA SÉCHERESSE DE L'OREILLE.

Relativement à la surdité occasionnée par la privation ordinaire du cérumen dans l'oreille, le traitement doit être le même que dans celui de l'engorgement des glandes cérumineuses ; nous avons cru devoir ajouter à ce traitement les injections et les fumigations aromatiques ; mais si le conduit auditif est privé depuis longtemps de cette matière, nous prescrivons en plus des frictions au pourtour des oreilles, et le long du col, avec une pommade stimulante,

Nous employons de préférence la pommade iodurée, parce que l'iode a été reconnu avoir une action toute particulière sur le système glandulaire. Ces frictions doivent être faites le soir avant de se coucher et tous les deux jours seulement, pour ne pas fatiguer le système absorbant.

EXEMPLES DE GUÉRISON DE SURDITÉ OCCASIONNÉE PAR LA SUPPRESSION DE LA MATIÈRE CÉRUMINEUSE DANS LE CONDUIT AUDITIF.

Madame veuve Claude, âgée de soixante-treize ans, son fils négociant, rue du Puits, n. 7, à Paris, éprouvait depuis plusieurs années une dysécée voisine de la cophose. Conduite à ma consultation dans le courant du mois d'août 1838, l'exploration du conduit auditif me démontra l'absence totale du cérumen ; on n'y rencontrait que quelques débris d'épiderme qui s'exfoliait par parcelles ; elle n'entendait nullement une montre appliquée sur la conque de son pavillon. Cette sécheresse me donna la conviction qu'une phlegmasie chronique avait envahi toute la membrane qui recouvre le conduit auditif. Il m'était impossible de juger de l'oreille interne, parce qu'elle ne put me fixer sur la cause qui avait amené son infirmité n'ayant jamais eu d'otite ni de maux de gorge. Je la soumis au traitement avec l'huile acoustique, et des injections faites avec une infusion d'arnica montana. Ce traitement eut un succès complet.

Ci-joint l'extrait d'une lettre que son fils m'écrivit quelque temps après :

Je présente mes civilités à M. le docteur Méno Maurice, que je complimente sur l'efficacité qu'a produit son traitement sur ma mère, quoique âgée de soixante-treize ans ; le détail serait trop long de lui dire ce qu'elle a éprouvé, mais l'effet nous a satisfait, par ce que la guérison est presque complète. Ma mère et moi n'avons par conséquent qu'à nous louer de la visite que nous avons eu le plaisir de vous faire un dimanche à Vaugirard, etc.

, *Signé* CLAUDE.

Autre exemple. M. Merat, ancien colonel de gendarmerie, âgé de soixante-deux ans, avait perdu l'usage de l'ouïe d'une seule oreille, depuis plus de quarante ans. Nommé commandant de place à Pondichéri, il y a quelques années, il commença alors à s'apercevoir que la bonne oreille devenait sourde. Rentré en France, la surdité fit des progrès rapides, au point de ne plus rien entendre. Lorsqu'il vint me consulter, ses oreilles étaient totalement dépourvues de cérumen. Une montre placée entre ses dents n'était nullement entendue; il me déclara qu'il n'avait jamais éprouvé de maladies aiguës dans le cas de produire cette infirmité. Je conclus que l'oreille externe comme l'interne étaient simultanément frappées de phlegmasie chronique. Je lui prescrivis, 1° de panser le conduit audif avec l'huile acoustique; 2° tous les matins, des injections à l'oreille soumise au traitement, avec une infusion de menthe poivrée. Au bout de quelques mois, je changeai cette eau pour la remplacer par le chlorure de chaux, coupé d'une égale quantité d'eau tiède. Ce traitement fut régulièrement exécuté. Après un certain temps, l'oreille, la dernière sourde, commença à devenir humide, et peu à peu le cérumen se rétablit, ainsi que l'ouïe, qui redevint aussi bonne que dès son principe; quant à l'autre oreille, elle resta dans le même état.

Autre. M. Mainzer, l'un de nos professeurs de musique des plus distingués, rue des Filles-du-Calvaire, nº 27, d'un tempérament très-irritable, contracta une surdité presque complète par suite des bains russes, ses oreilles étant tout à fait dépourvues de cérumen; j'en conclus également qu'il était atteint d'une phlegmasie chronique de la membrane qui tapisse tout l'appareil auditif; attendu qu'une montre placée entre ses dents n'était nullement entendue, il fut également soumis au traitement acoustique; voici quel en fut l'effet :

Monsieur le Docteur,

Je regarde comme un devoir de vous faire part des heureux résultats que j'ai obtenus de votre traitement.

A la suite des bains russes, je fus frappé de surdité à un très-haut degré; après avoir essayé tous les moyens imaginables, je restais sans espérance et je voyais se resserrer le cercle de mes occupations de plus en plus d'un jour à l'autre.

Il y a dix jours, monsieur, que j'ai commencé l'emploi de l'huile acoustique, et déjà j'ai acquis toute la finesse de l'ouïe. Tout étourdi du bruit qui m'entoure, après un si long silence, je ne veux

cependant pas perdre un instant pour vous témoigner ma joie et ma gratitude; j'ai sacrifié
toute mon existence à l'étude de la musique : arrivé à une position de pouvoir l'appliquer en fa-
veur d'une classe nombreuse , je me voyais sur le
point d'y renoncer à jamais.

Une si prompte guérison, une guérison si inat-
tendue et si complète, mérite toute ma gratitude,
et je vous prie, monsieur, d'en recevoir l'expres-
sion de ma considération.

Signé : Joseph MAINZER,

Rue des Filles-du-Calvaire, n° 2, à Paris.

Observation. — Comme la phlegmasie chronique
dont était nécessairement atteint M. Mainzer, ne
datait que d'une époque récente , elle a cédé de
suite au traitement. On voit que M. Mainzer avait
épuisé, comme bien d'autres, tous les moyens
que la médecine possédait sans en retirer le moindre soulagement.

Depuis cette époque, cet homme de mérite a
repris ses travaux accoutumés, et n'a pas éprouvé
la moindre récidive.

Autre. Le jeune Garnier, élève à l'école des Char-
tis , à Dijon, était, depuis plusieurs années, affecté
d'une dyscée des deux oreilles. Dans le courant
du mois de janvier 1837, sa surdité augmenta considérablement. Soumis à divers traitéments pres-
crits par les plus habiles médecins de Dijon, ils
restèrent sans effet. Les parents ayant entendu

parler de mes nombreux succès, se décidèrent à m'écrire ; les renseignements qu'ils me donnèrent d'abord ne suffisaient pas pour ordonner un traitement rationnel : je leur écrivis d'avoir à me fixer sur les maladies qui avaient précédé la surdité et de me fixer en outre sur l'état externe de l'oreille.

Ayant répondu à ces questions, j'appris avec étonnement que les oreilles ne contenaient pas le moindre atome de matière cérumineuse. Je jugeai le cas extrêmement grave, n'espérant nullement une guérison, j'écrivis aux parents de ne pas trop y compter ; néanmoins je prescrivis un traitement.

Voici quelle fut mon ordonnance :

1°Pansement aux oreilles avec huile acoustique ; 2° injections matin et soir aux oreilles avec chlorure de calcium coupé chaque fois d'une égale quantité d'eau tiède.

Comme je sais que le système lymphatique joue très-souvent un grand rôle dans les surdités chez les jeunes gens, j'attaquai également le col, le derrière des oreilles avec la pommade iodurée ; ce traitement eut le meilleur résultat, en voici la preuve :

MONSIEUR LE DOCTEUR,

En peu de mots, j'ai l'honneur de vous adresser nos remercîments pour l'extrême obligeance que vous avez eue en donnant vos soins à mon frère, élève à l'école des Chartes, à Dijon, et vous exprimer en même temps toute la reconnaissance que nous vous devons. Le traitement exécuté ponctuellement, comme vous l'avez ordonné, a été couronné de succès ; vous en serez sans doute surpris vous-même, puisque vous nous laissâtes peu d'espoir de guérison ; je puis cependant vous assurer, monsieur, que mon frère possède maintenant l'ouïe dans sa perfection ; mais grâce à vos conseils, nous en sommes tout éblouis.

Nous vous bénissons mille et mille fois.

Je suis votre très-humble servante,

Signé : Cécile Garnier.

Dijon, 1er juillet 1837.

Autre. Madame Plain, à Fay (Oise), âgée d'environ quarante-quatre à quarante-cinq ans, sourde presque complétement depuis plus de quinze ans, ayant essayé plusieurs moyens pour se guérir sans en éprouver le moindre amendement, vint me trouver au printemps de 1837. Ses oreilles ne contenaient pas le moindre atôme de cérumen ; la montre placée entre les dents n'était nullement entendue ; appliquée en outre sur le pavillon de l'oreille, même résultat ; je cherchai à remonter aux circonstances commémoratives de la maladie ; elle me dit qu'elle n'avait jamais eu de mal ni aux oreilles ni à la gorge, mais qu'elle croyait être devenue sourde à la suite de transpirations répercutées. Je la soumis au traitement acoustique suivant la méthode précitée ; la matière cérumineuse se rétablit, et la surdité disparut totalement ; elle n'a pas éprouvé de récidive.

Exemple de surdité incomplète, occasionnée aussi par la sécheresse de l'oreille, et traitée primitivement sans succès, par la trompe d'Eustache, les setons, les moxas et les cautères.

Madame Élisa Gigaud, musicienne, rue Notre-Dame, n° 22, à Reims, âgée d'environ cinquante-deux ans, atteinte d'une dysécée avancée depuis l'âge de dix à douze ans, traitée par plusieurs médecins et à des époques différentes, n'a jamais pu éprouver le moindre soulagement ; au contraire, d'après sa lettre reproduite en entier, elle faillit en *mourir;* le mois d'octobre dernier, elle m'écrivit ce qui suit :

Reims, le 28 octobre, 1839.

Monsieur,

Ayant lu votre brochure sur la surdité, j'ai été convaincu que celle qui m'afflige était produite par une cause externe; ce motif m'a fait penser que je pourrais obtenir quelques soulagements en mettant votre traitement en usage, et je commençai le 7 juin dernier ; voilà bientôt cinq mois j'ai éprouvé de l'amélioration, mais la variété en est si singulière, que c'est la raison qui me détermine à vous prier de m'aider de vos conseils, pour suivre votre traitement que j'ai fait jusqu'à ce jour, avec toute la patience, la persévérance et la régularité possibles.

Dès le vingt-huitième jour, je fus frappée d'entendre distinctement (tout ce que l'on me disait d'une voix ordinaire), de mon oreille gauche; j'ai éprouvé un véritable bonheur, mais il fut de courte

durée, car deux jours après je n'entendis plus aussi
bien; depuis lors j'ai toujours éprouvé de grandes
variations; tantôt bien, tantôt mal; enfin j'étais par-
venue il y a quatre semaines, à entendre très-dis-
tinctement de mes deux oreilles le mouvement de
ma montre que je n'avais plus entendu depuis
nombre d'années; j'avais donc lieu d'espérer d'être
bientôt au terme de ma guérison , ayant éprouvé
ce bienfait (si je puis m'exprimer ainsi) pendant
la durée de trois semaines, et tous les jours un peu
mieux, car j'entendais le battement de ma montre
tout près de mes oreilles, sans être obligée de l'ap-
puyer dessus ; mais depuis huit jours tout a changé,
avec beaucoup de peine et en tournant la montre
de tous les côtés, à peine puis-je distinguer quelques sons. Je ne me rebute cependant pas; monsieur, j'ai beaucoup de persévérance, mais je crois
que je dois ajouter au traitement simple, soit les
fumigations avec l'entonnoir à long tube; soit la
pommade appliquée sur les régions du col ; ma
surdité, dont je vais vous indiquer l'origine, a toujours été accompagnée de sifflements, de bourdonnements, de chutes d'eau, de détonations, de tintements, et enfin de toutes espèces de bruits ; depuis
le commencement du traitement ces bruits sont
devenus beaucoup moins forts, du côté gauche ; et
du côté droit, au contraire, ils sont toujours restés
les mêmes. Veuillez donc, monsieur, m'aider de vos
conseils ; je les suivrai très-exactement ; je dois encore vous faire observer que j'éprouve de fortes

démangeaisons à la tête, qui produisent des petits boutons, que je mets à sang à force de me grater ; mais jamais ils ne suppurent, ils sèchent, puis il s'en forme d'autres.

La surdité commença à se faire sentir à l'âge de onze ans. Je commençai par perdre l'ouïe à l'oreille gauche, sans avoir pu savoir de quelle manière. J'en parlai à mes parents, qui ne voulurent pas y ajouter foi ; malgré tout ce que je pouvais leur en dire, entendant parfaitement de l'oreille droite, je m'en consolai ; et pris tellement l'habitude d'ouïr de cette dernière, que je ne faisais plus attention à la gauche ; *au contraire, il me semblait que la bonne était devenue plus fine.*

A vingt-huit ans, un rhume de cerveau très-violent, suivi de sifflements et de bourdonnements, me priva de l'ouïe entièrement ; en me mouchant un peu fort, je sentais un petit claquement dans l'oreille droite ; dès lors, les sifflements, les bourdonnements n'ont jamais cessé. J'habitais alors la Suisse allemande ; j'avais pour médecin un homme à grande réputation, qui cependant se trompa sur la nature de mon infirmité. Je nourrissais mon premier enfant ; c'était en 1815, dans le moment où les alliés étaient en France ; il prétendait que la révolution que j'en avais éprouvée, était la cause accidentelle de ma surdité ; que c'était en outre mon lait remonté dans ma tête ; enfin il m'appliqua des vésicatoires derrière les oreilles, qui restèrent sans effet ; il me fit aussi des injections aux deux

oreilles pendant une quinzaine de jours ; il me mé-
dicamenta, sans succès, il travailla mes nerfs,
mais encore sans aucun résultat satisfaisant. J'en
consultai d'autres, l'un me magnétisa pendant
sept ou huit mois, l'autre me fit des saignées tous
les mois. Ventouses, sangsues, sétons, tout fut
mis en usage, bref, monsieur, tous ces Esculapes
ruinèrent ma santé, dont je n'avais jamais pour
ainsi dire eu à me plaindre, et me rendirent tellement faible, que je n'avais plus que le souffle.
Je renonçai aux médecins et à leurs drogues.

En 1827, je revins à Paris, et fus consulter
M. D***. Après m'avoir fait horriblement souffrir, en me faisant passer des sondes par les narines, il voulut ajouter à ce traitement un séton à la
nuque et m'appliquer des ventouses derrière les
oreilles. Je ne pus m'y décider, ayant encore le
souvenir de tout ce que les médecins de la Suisse
m'avaient fait souffrir; et je renonçai au traitement
de M. D***, décidée à ne plus rien entreprendre,
et de garder comme tant d'autres ma malheureuse
infirmité etc. ; enfin, monsieur, j'espère et même
je suis convaincue de finir de me guérir à l'aide de
vos conseils, parce que j'entends mieux maintenant;
mais il est des jours où mes oreilles deviennent
plus ou moins obscures, surtout depuis trois jours.

Je dois vous faire observer que lorsque j'ai re-
commencé le traitement d'une oreille, après huit
jours de repos, les injections amènent de petites
peaux. Je dois aussi vous dire que depuis l'origine

de ma surdité, j'ai toujours eu absence totale de cérumen dans mes oreilles. Je regrette beaucoup de n'avoir pas entendu parler de votre traitement et de vos admirables cures, pendant mon séjour de sept ans à Paris, de 1827 à 1834 époque à laquelle je suis venue me fixer à Reims; j'aurais pu alors, monsieur, vous consulter, et probablement aujourd'hui je serais guérie radicalement. Étant dans l'impossibilité de venir à Paris, je prends la liberté de vous écrire pour vous entretenir de mes doléances, dans l'espérance que vous voudrez bien me lire et m'aider de vos conseils.

J'ai l'honneur, etc.

Signé Élisa GIGAUD,
Rue Notre-Dame, à Reims.

Autre. M. Vachetel, propriétaire à Bougival, près Saint-Germain-en-Laye, âgé d'environ cinquante-cinq ans, doué d'une forte constitution, sans avoir éprouvé aucune maladie, fut atteint insensiblement d'une légère surdité, accompagnée de bourdonnemens, de sifflemens des deux oreilles. Cet état ayant duré pendant l'espace de quatre à cinq ans, dans le courant de l'année 1837, sa position empira. Il consulta plusieurs médecins : tous s'accordèrent sur la nécessité d'établir un séton à la nuque. Ayant entendu parler de mon procédé simple, il vint me trouver. L'examen de ses oreilles prouva que tous les symptômes auxquels il était en proie dépendaient de la sécheresse du conduit auditif. Je lui prescrivis, pour traitement, l'usage de l'huile acoustique, des injections avec une légère infusion de fleurs d'arnica et de jusquiame; une pincée de chaque dans trois verres d'eau; il fit également quelques fumigations qu'il dirigea aux deux oreilles avec la vapeur de cette eau. Ce traitement régulier, fait pendant trois à quatre mois, ramena la sécrétion cérumineuse, et, par suite, l'ouïe se rétablit. Depuis cette époque, il n'a plus éprouvé aucun symptôme de surdité ni de bourdonnements.

Autre. M. Tacher, curé à Versailles, était également sourd depuis au moins vingt ans; ses oreilles étaient d'une sécheresse extrême; aucun des moyens qu'il avait employés n'ayant pu le soulager, il fut également soumis, en 1837, pendant quelques mois, au traitement acoustique, qui ramena le cérumen à l'oreille, et la guérison s'ensuivit. Depuis cette époque, il n'a plus éprouvé de surdité.

Autre. MM. Lempireur, père et fils, maîtres de poste à Orsay (Seine-et-Oise), éprouvant l'un et l'autre, depuis nombre d'années, une surdité presque complète, qu'ils croyaient être de famille, vinrent me consulter dans le courant de l'année 1837. Je trouvai leurs oreilles totalement dépourvues de cérumen. M'étant assuré que cette affection n'avait pour cause aucune maladie antérieure, puisqu'ils avaient toujours joui d'une bonne santé, je les soumis au traitement acoustique simple pendant quatre à cinq mois; l'ouïe s'est rétablie en même temps que la sécrétion cérumineuse, et ils continuent à jouir d'une ouïe parfaite.

(118)

Autre. Etant à Londres (Angleterre) en 1835, M. le général Kright vint me consulter pour une surdité presque complète, qu'il éprouvait au moins depuis vingt-cinq ans. Il me rapporta que les médecins anglais prétendaient que son infirmité était nerveuse, et qu'ils jugeaient qu'aucun moyen n'était susceptible d'y apporter la moindre amélioration. Sa surdité s'était déclarée sans avoir été précédée d'aucune douleur, mais qu'il l'attribuait à des coups d'air, etc. Ses oreilles ne renfermaient que des débris d'épiderme et une espèce de poussière, qui lui occasionnaient des bourdonnements et beaucoup de démangeaisons. Une montre placée sur le pavillon auriculaire n'était nullement entendue. Prescription : pansement aux oreilles avec huile acoustique, huit jours l'une, injection tous les matins avec du chlorure de chaux, préparé comme il suit :

Chlorure de calcium. . . . . . 64 grammes.
Eau commune. . . . . 1 litre.

Tout mêlé ensemble, la liqueur filtrée était gardée dans une bouteille bouchée ; on avait le soin d'y ajouter chaque fois une égale quantité d'eau tiède. Il lui fut aussi prescrit des fumigations aromatiques. Ce traitement, fait pendant cinq à six mois, a rétabli le cérumen, et la surdité a tout à fait disparu. Depuis cette époque, M. Kright n'a pas eu de récidive.

Autre. M. Poussin, ancien notaire à Senonches (Eure-et-Loire), atteint depuis plus de quinze ans d'une surdité presque complète, survenue par cause de sécheresse du conduit auditif, occasionnée par des rétropulsions de transpiration, surtout de celle de la tête, compliquée de tintement, de bourdonnement, etc., se soumit, également à la fin de 1837, à un traitement acoustique et à des fumigations aromatiques, qu'il avait soin de diriger à l'oreille en traitement, seulement tous les deux jours, le soir, avant le pansement acoustique; peu à peu le cérumen reparut et l'ouïe se rétablit.

Autre. M. Vieuville, propriétaire à Treux, près Guise (Aisne), âgé de soixante-huit ans, sourd depuis plusieurs années au point de ne rien entendre, par suite de douleurs rhumatismales, vint aussi me consulter. Ses oreilles étaient tout à fait sèches; je le soumis au traitement avec l'huile acoustique, et je lui prescrivis des injections le matin avec une infusion de menthe poivrée. Ce simple traitement rétablit la sécrétion cérumineuse, ainsi que l'ouïe. Cette cure fut ainsi opérée dans le courant de 1837; et, depuis cette époque, l'ouïe n'a pas éprouvé la moindre aberration.

Autre. Madame Bouché à Chéroy (Yonne), ayant éprouvé dans le temps plusieurs suppressions de transpiration de la tête, devint graduellement sourde sans éprouver de douleurs. Le conduit auditif était sec comme du parchemin; aussi son infirmité était accompagnée de bourdonnements continuels. Ayant épuisé toutes les ressources qu'offre la médecine ordinaire, elle se décida à mettre en pratique l'huile acoustique, et les injections le matin. Au bout de

quelques mois, la matière cérumineuse commença
à s'excréter dans les oreilles, et l'ouïe se rétablit degré par degré.

Autre. M. Domingel, chapelier à Dijon, âgé de
plus de soixante ans, sourd presque complétement
depuis au moins vingt-cinq, par l'effet de sécheresse
des oreilles, n'ayant pu être soulagé par aucun
moyen prescrit par les médecins de cette ville, se
décida à me consulter. Sur mon avis, il mit en
usage l'huile acoustique et des injections aromatiques. Comme la surdité était invétérée, la sécrétion cérumineuse eut beaucoup de peine à se
rétablir; mais comme il commença au bout de cinq
à six mois à rencontrer le conduit auditif un peu
humide, il continua son traitement. C'est seulement au bout de treize mois que cette matière
devint plus abondante; il fut en état de guérison
au bout de ce temps.

Autre. M. Tervais, propriétaire à Lunéville,
âgé d'environ soixante ans, était atteint depuis
plusieurs années d'une sécheresse extrême de
deux oreilles, qui le rendait presque totalement
sourd, et ne savait à quelle cause l'attribuer;
n'ayant jamais éprouvé d'otite ni de mal de gorge
capable de faire développer la surdité. Après avoir
essayé tous les moyens imaginables, il se décida,
en 1838, à se traiter d'après ma méthode, et,
au bout de quelques mois commença à s'apercevoir que ses oreilles devenaient de jour en jour
plus humides. Au fur et à mesure l'ouïe devint

meilleure, et finit par acquérir toute sa première finesse.

Autre. M. Bonclay, ci-devant notaire à Étreux, département de l'Aisne, étant également atteint de la même espèce de surdité depuis nombre d'années, survenue à la suite de transpirations répercutées, n'a pu être guéri que par l'usage de l'huile acoustique, et des injections aromatiques pratiquées, le matin, comme il est indiqué page 91.

Autre. M. Phalempin, avocat, rue du 29 Juillet, n. 29, à Paris, était atteint d'une surdité presque complète depuis dix-huit ans, survenue à la suite de transpirations supprimées, ses oreilles étaient sèches; il avait aussi subi tous les traitements usités que la médecine ordinaire met en usage; ayant entendu parler de mes succès, il se décida à se soumettre au traitement acoustique externe suivant mon procédé, au bout de quelques mois, la matière cérumineuse s'est rétablie; et la surdité s'est dissipée en même temps.

Autre. M. Paquet, à Steny, était presque tout à fait sourd depuis quinze ans, des suites d'un rhumatisme qu'il prétendait exister aux muscles du col. Ses oreilles étaient excessivement sèches; la montre, que j'y plaçai, n'était point entendue; le traitement acoustique simple, fait avec persévérance pendant plusieurs mois, a rétabli un cérumen de bonne nature, la guérison de la surdité s'en est suivie peu de temps après.

Après avoir fourni plusieurs exemples détaillés

de la surdité occasionnée par l'engorgement des glandes cérumineuses, et en outre par la sécheresse du conduit auditif, il serait inutile de décrire d'autres observations, et nous nous bornerons, afin de ne pas fatiguer nos lecteurs, à présenter des guérisons de surdité dépendant des causes susénoncées qui ne sont pas moins curieuses.

1° A Paris, MM. *Mouilleron*, parfumeur, rue de Seine; sa surdité avait résisté à tous les autres traitemens faits antérieurement; *Gérard*, cul-de-sac Biard, 8; *Vauvré*, âgé de soixante-quinze ans, quinze ans de surdité presque complète, rue Phelippeau, 15; *Masson Laurent*, ancien employé des princes, faubourg Saint-Honoré, 42; le général *Robusson*, rue de Clichy; *Pluchonneau*, marchand de bois au canal Saint-Martin, quai Volney; *Davière*, propriétaire, rue des Fossés-Montmartre, 20, surdité presque complète; *Gaudard*, rue du Marché-Duguesseau, 8; *Laniel*, même adresse; *Bain*, propriétaire à Vincennes; *Roire*, à Mole, près Versailles; madame *Legrand*, à Neuville, près Pontoise, surdité presque complète, *Roi*, contrôleur à Dijon; M. *Payl*, (blanchisseur) à Vaugirard; madame la baronne *Dubois*, à Sens; *De la Chambre*, huissier à Péronne (Somme); *Minue*, percepteur à Bouchain (Nord); *Debrette*, inspecteur de l'enregistrement à Bourges, quinze ans de surdité presque complète; *Nègre*, ancien négociant à Nisme, âgé de quatre-vingt-deux ans, trente ans de surdité presque complète; *Adam*, à Évreux; *Lanause*, négociant à Tonneins ; le maire d'Isac, près Libourne, *Olivier*, chef de bureau à la préfecture d'Auch ; madame *Charault*, directrice de la poste aux lettres à Saint-Amand-Montrond, près Bourges, douze ans de surdité ; le baron d'*Hartanez*, près Caen ; *Maçon*, avocat, père de M. le sous-préfet de Lectoure (Gers) ; *Voisin*, capitaine retraité à Leng-Cours, près Saint-Malo, vingt ans de surdité complète ; N.M. les curés de Saint-Ay, de Lauris, très-âgés et sourds depuis plus de vingt-cinq ans ; *Prudhomme*, sacristain à l'église de Montargis ; la veuve *Durand*, dans cette ville, l'un et l'autre aussi très-âgés ; une religieuse de Sainte-Ursule, à Périgueux ; *Martin Gilbert*, propriétaire, âgé de soixante-douze ans, à Saint-Quentin ; un juge du tribunal de cette ville, âgé de quatre-vingts ans.

Nous avons aussi obtenu, suivant la méthode que nous employons, grand nombre de guérisons sur des étrangers. Nous pourrions les citer comme faits, à l'appui de ce que nous avons avancé, puisque nous sommes en possession de lettres témoignant la reconnaissance des personnes que nous avons guéries ; mais comme il n'entre pas dans notre intention de publier un grand volume, mais bien de faire une simple brochure, nous nous bornerons à citer parmi ces guérisons, celles qui nous ont paru être les plus remarquables.

(Ces guérisons ont déjà été citées par les journaux d'Allemagne.)

M. le directeur des postes de Hambourg, âgé de

près de soixante-dix ans , surdité presque complète depuis près de vingt ans ; le baron *Oertzen*,
gentilhomme du grand-duc de Mecklembourg-
Strelitz ; il était sourd presque complétement des
suites de la rougeole depuis dix-huit ans : M. le
baron de *Winkell*, premier inspecteur des forêts
à Rosbach, âgé de soixante-neuf ans ; baron de
Ribbeck, à Horst (Prusse); madame *Muller*, à
Raval ; M. *Ramer*, à Forst ; baron *Joacdem* ; madame *Meiner*, à Landau.

Nous joignons à tous ces résultats les lettres sui-
vantes, qui nous ont aussi paru mériter de trouver
une place dans cet ouvrage.

Pour des affections ordinaires, nous nous serions
bien gardé de citer des cas de guérison, mais pour
une maladie chronique regardée comme incurable,
afin d'établir la preuve de notre bonne foi, il nous
a été impossible de ne pas citer celles que nous
avons obtenues dans l'intérêt du complément du
système et de la méthode que nous avons établie.

TRAITEMENT DE L'OTORRHÉE.

Le peu de connaissances que l'on a acquis sur
la nature des maladies chroniques, a sans contredit
arrêté le progrès de leur thérapeutique; aussi l'o-
torrhée, si voisine du centre de la vie, n'a-t-elle
été jusqu'à présent traitée qu'avec la plus grande
circonspection. Tous les médecins instruits ont
reconnu que son diagnostic était fâcheux, à moins
que cet événement ne fût la suite d'un abcès ou

l'effet d'une lésion locale occasionnée par l'introduction ou la présence d'un corps étranger dans le
conduit auditif.

C'est la raison pour laquelle on a toujours cherché à déplacer cette affection, lorsqu'elle est produite par toute autre cause que celle dont nous venons de parler, en prescrivant des vésicatoires ou
des sétons soit à la nuque, soit au bras.

L'expérience démontre que chez les enfants cet
écoulement est presque toujours entretenu par
une maladie du système glandulaire, qu'il faut
combattre en même temps que l'écoulement qui
n'en est que le symptôme.

Itard l'avait si bien senti, que toutes les fois que
cette maladie lui présentait un caractère symptô-
matique, et qu'elle paraissait vouloir se supprimer
sans en entraîner la cause, il cherchait toujours à
rétablir l'écoulement de l'oreille en faisant quelquefois raser la tête, et la frictionner ensuite avec des
stimulants, et en l'enveloppant après d'une calotte
de taffetas gommé. Il pratiquait des injections avec
une eau adoucissante dans le conduit auditif malade, et n'avait recours aux injections astringentes
que dans le cas où l'otorrhée commençait à dispa-
raître sous l'influence d'autres remèdes. Quand
il avait la preuve que l'otorrhée était produite par
le vice scrofuleux, il employait les amers à l'intérieur; si au contraire cet écoulement était occa-
sionné par le vice syphilitique, il administrait les
anti-syphilitiques.

Quoique cette méthode nous ait paru rationnelle et basée sur une longue expérience, nous ne l'adoptons pas néanmoins entièrement, parce que la thérapeutique et l'observation nous ont présenté d'autres ressources que nous employons tous les jours avec succès.

Si l'otorrhée est récente, et si elle est occasionnée par un abcès mal soigné comme cela arrive fréquemment, ou par l'effet d'une lésion provenant de l'introduction d'un corps étranger dans l'oreille, nous faisons panser : 1° le conduit auditif tous les soirs avec l'huile acoustique (comme il est indiqué à la page 92).

2° Nous faisons aussi pratiquer tous les matins et tous les soirs une douzaine d'injections avec la liqueur composée comme il suit : coupée chaque fois d'une égale quantité d'eau tiède. Pour sa préparation on prend :

Chlorure de calcium. . . .	64 grammes (2 onces).
Eau commune.	1 litre.

Faites une solution, filtrez et gardez pour l'usage.

Il est fort rare que l'écoulement de cette nature, ne disparaisse pas après quelques mois de ce traitement.

Lorsqu'au contraire l'otorrhée est entretenue par une maladie du système glandulaire, nous faisons, outre l'emploi de l'huile acoustique et des injections chlorurées, pratiquer au pourtour du pavillon de l'oreille, et sur tout le col pendant sept à huit jours, des frictions avec la pommade suivante, *répétées toutes les quarante-huit heures seulement.*

Axonge. . . . . 32 grammes.
Hydriodate de potasse. . . 2 —

Faites une solution, divisez en quinze parties égales, et gardez pour lavage.

Laver le lendemain matin toute la partie frictionnée avec de l'eau de savon; ce lavage sert à dégager le système absorbant du résidu de la pommade, et met en même temps les vêtements à l'abri du corps gras.

Après huitaine, ces frictions sont pratiquées aux aines; la semaine d'après on les fait à la partie interne des cuisses, pour recommencer ensuite au col. On continue ainsi jusqu'à la fin du traitement, qui est susceptible de durer plusieurs mois; mais en général, il est presque toujours couronné de succès.

L'enfant Boudry, âgé de dix ans, en pension à l'institution Manielle, à Vaugirard, avait un écoulement purulent depuis l'âge de deux ans; plusieurs moyens, et notamment celui d'un vésicatoire à la nuque avaient été employés sans succès. Cet enfant me fut amené par son père au mois de juin dernier. Je reconnus, après examen, un engorgement assez fort du système glandulaire du col; une de ses oreilles était le siége de l'écoulement purulent; l'oreille opposée contenait un cérumen noirâtre. Il entendait à peine le mouvement d'une montre appliquée au pavillon des deux oreilles. Je fais observer aussi que le père avait eu également

dans son enfance les glandes labiales presque toujours engorgées, mais sans complication de surdité

Je lui fis appliquer de nouveau un vésicatoire à la
nuque, et le soumis en outre au traitement dont j'ai
parlé plus haut; il le continua jusqu'au mois de décembre, et l'écoulement, ainsi que l'engorgement
glandulaire sont disparus. La matière cérumineuse
est revenue dans son état normal à l'oreille qui n'é-
tait pas le siége de l'écoulement, et cette matière ne
fait que commencer à reparaître dans l'oreille où
l'écoulement était établi. L'ouïe est parfaitement
rétablie.

Autre. Le jeune Cugneau, âgé de sept à huit ans,
les parents sculpteurs boulevard des Paillassons,
no , était atteint depuis son bas âge d'une otorrhée d'une seule oreille, qui avait été aussi traitée
sans aucun succès par les moyens ordinaires; soumis à l'emploi de l'huile acoustique, des injections
chlorurées, simplement pendant cinq à six mois :
la guérison a été parfaite. Je fais observer que les
glandes chez cet enfant ne présentaient rien de
particulier.

Autre. Le fils de M. Leroy!, rue Coquillère,
marchand de tabac, âgé de quatorze ans, atteint
d'une otorrhée depuis l'âge de quatre à cinq ans,
par suite d'engorgement glandulaire, fut également
soumis au traitement externe fait avec huile acoustique, et des injections chlorurées, suivant la dose
citée à l'exemple plus haut; l'écoulement a disparu,

mais l'oreille est restée sèche ; aussi l'ouïe de ce côté est-elle toujours un peu dure.

Madane Hocdé, âgée de trente-deux ans, demeurant à La Loupe (Eure-et-Loire), était atteinte d'une otorrhée, d'une seule oreille, depuis l'âge de douze ans environ. On avait employé séton et autres exutoires sans aucun succès. Elle vint me trouver en 1834; je fis établir un vésicatoire à l'unique, et je traitai avec les injections chlorurées et l'huile acoustique le conduit auditif. Le système glandulaire fut également attaqué par des frictions faites avec la pommade iodurée, ainsi que nous l'avons déjà dit. Ce traitement fut suivi pendant environ un an, et obtint un succès complet. Nous ajoutons néanmoins qu'à la fin de ce traitement le malade fut soumis à l'usage de plusieurs purgatifs.

TRAITEMENT DES MALADIES DE LA MEMBRANE DU TYMPAN.

On a très-peu de chose à dire sur le traitement de cette membrane, laquelle à notre avis ne peut éprouver que deux affections bien tranchées.

1° Celle occasionnée par sa dilatation ou sa contraction, résultant d'une trop vive impression morale, telle que la peur, la joie, etc., et qui détermine dans quelques cas une surdité plus ou moins forte.

2° Celle amenée par sa perforation, qui est le résultat, soit de l'introduction d'un corps étranger plus ou moins aigu, soit du refoulement d'une colonne d'air introduite, ou du dedans au dehors, ou du dehors au dedans, par l'ouverture spontanée d'un abcès, ou par l'otorrhée.

Dans le premier cas, si l'affection est récente, une huile adoucissante introduite dans le conduit auditif, un cataplasme appliqué sur le pavillon de l'oreille produiront la guérison presque instantanément. Mais, si cette affection est ancienne, on parviendra aussi à rétablir les fonctions de la membrane par le traitement acoustique externe que nous employons dans les surdités ordinaires.

Dans le second cas, c'est à dire celui de la perforation, si elle est nouvellement produite par l'introduction d'un corps étranger aiguë ou contondant, ou par la colonne d'air déjà mentionnée, on arrivera facilement à la guérison en bouchant le conduit auditif externe avec un tampon de coton induit d'un corps gras, sans oublier principalement de recommander au malade que, lorsque le besoin lui viendra de se moucher ou d'éternuer, il devra s'empresser de boucher hermétiquement l'orifice auditif de l'oreille malade avec le doigt, afin de former un obstacle plus puissant à l'air qui passerait de l'arrière-bouche par la trompe d'Eustache, et qui s'échapperait par l'oreille externe s'il n'était pas arrêté, et empêcherait, par conséquent, la cicatrisation.

Si l'ouverture de cette membrane était ancienne, le même moyen pourrait être tenté, nous n'avons jamais vu de cas de cette nature.

Si la perforation est, au contraire, occasionnée par l'otorrhée, que cette affection dure depuis longtemps, il serait nécessaire de suivre le même traitement, mais il ne faut pas compter sur sa guérison avant la cessation de cet écoulement. (Voyez le traitement otorrhée, page n.   ) Relativement à l'ossification de la membrane du tympan, les auteurs ont proposé sa perforation. N'ayant pas eu occasion de l'observer encore, nous nous abstiendrons de porter un diagnostic quelconque.

TRAITEMENT DES MALADIES DE L'OREILLE INTERNE.

De l'otite aiguë.

L'inflammation de l'oreille interne n'est souvent que la continuité de celle du conduit auditif externe ou bien de celle de la gorge. Dans l'un ou l'autre cas, on doit s'empresser de combattre cette inflammation par des saignées générales très-fortes, suivies d'application de sangsues au col et derrière les oreilles, proportionnée aux forces du malade, on fera couler le sang provenant des piqûres, au moyen de cataplasmes émollients à nu. Ce moyen réussit ordinairement à couper l'inflammation.

Si les douleurs s'étendent jusqu'à la gorge, et que l'inflammation y ait pris son origine, on ne doit pas négliger les gargarismes adoucissants, répétés à plusieurs époques de la journée.

On peut aussi se servir avec succès d'injections dans les narines et de fumigations émollientes.

Lorsque cette inflammation ne peut être coupée par tous ces anti-phlogistiques, et qu'elle se termine par un abcès dans la caisse du tambour, au point de refouler la membrane du tympan dans le conduit auditif externe; que le malade éprouve des douleurs aiguës et que son existence est menacée, il est indispensable de pratiquer la perforation de la membrane du tympan indiquée par Cooper, afin de donner issue à la matière purulente contenue dans la tumeur. On appliquera aussi un vésicatoire à la nuque, que l'on entretiendra dans un état continuel de suppuration. On introduira en outre dans la caisse du tambour, par la nouvelle ouverture, des injections émollientes à trois ou quatre époques de la journée.

Si la durée de cet écoulement était de plus de quinze jours, il serait nécessaire d'ordonner des injections de chlorure de chaux, composées ainsi qu'il suit :

Chlorure de calcium. . . . . 20 grammes.
Eau, environ un litre. . . . . 1 litre.

On passe ce mélange dans un tamis ou dans un linge.

On ajoutera à cette liqueur, au moment de pratiquer les injections, environ un quart d'eau chaude (pour rendre l'injection tiède).

La continuation de ce traitement pendant quelqués jours arrêtera l'écoulement et il n'y aura plus qu'à s'occuper de rétablir la membrane du tympan au moyen du traitement indiqué dans l'otorrhée.

A quatre ou cinq jours d'intervalle, il sera nécessaire de purger le malade quatre ou cinq fois au moment de la suppression du vésicatoire, qui ne devra avoir lieu qu'un mois ou six semaines après la disparition de l'écoulement articulaire. Ce traitement peut s'appliquer également à l'otorrhée produite par l'affection de l'oreille interne.

Nous n'indiquerons pas de traitement contre la cophose occasionnée par les maladies du labyrinthe, aucun diagnostic ne pouvant être porté sur sa nature dans l'état de vie.

TRAITEMENT DE LA PHLEGMASIE CHRONIQUE DE L'OREILLE INTERNE.

Il arrive souvent que cette phlegmasie est la continuité de celle de l'oreille externe; dans ce cas le traitement est le même que celui indiqué pour la sécheresse de l'oreille.

Quand, au contraire, cette phlegmasie est dépendante de celle de la membrane muqueuse de la région gutturale ou nasale, il faudra la traiter également par l'oreille externe avec l'huile acoustique, et employer les injections soit aromatiques, soit chlorurées; on se servira aussi des fumigations émollientes, détersives, par la voie des narines.

(Nous croyons devoir indiquer le moyen de pratiquer ces fumigations.)

Prendre une cafetière pouvant contenir un litre
d'eau, y faire fabriquer une espèce de chapiteau en
entonnoir, pouvant s'adapter par sa base à l'em-
bouchure de la cafetière. Cet entonnoir doit être
surmonté d'un tube assez long et assez aminci à sa
partie supérieure pour être introduit avec facilité
dans une des narines.

Nous employons avec succès l'*arnica montana*,
la menthe poivrée, les feuilles de fenouil, la sauge,
le romarin, à la dose de deux fortes pincées par litre
d'eau. On fait bouillir pendant environ dix minutes,
on place ensuite l'appareil sur une table, et on prend
la fumigation au degré de chaleur nécessaire pour
ne pas se brûler.

Nous nous servons aussi des masticatoires suivants, que l'on garde le plus de temps possible
dans la bouche, afin de provoquer une salivation
abondante; on continue pendant longtemps tous
ces moyens, et si la bouche s'irritait, il faudrait
suspendre pour les reprendre après.

La racine de pyrèthre concassée, le cachou, les
feuilles de tabac, le gargarisme avec la poudre d'a-
lun, etc.

Il arrive aussi quelquefois que cette phlegmasie
est sympathique à celle des viscères abdominaux.
Dans ce cas, on doit autant que possible chercher
à la combattre ainsi que nous l'avons indiqué dans
a migraine compliquée de céphalée, et ne jamais

abandonner le traitement de l'oreille externe.

Dans tous ces cas, la maladie résiste longtemps, et si l'on suit avec persévérance et méthode cette thérapeutique, on finit par s'en rendre maître, et par conséquent à rétablir l'ouïe, mais il est impossible de limiter le temps que doit durer le traitement.

MALADIES DE LA TROMPE D'EUSTACHE.

Au nombre des maladies de l'oreille interne, on cite particulièrement l'occlusion de la trompe d'Eustache ; elle peut être le résultat d'une accumulation de matières, ou autres causes que nous avons définies ; notre expérience nous a démontré que cette affection ne se présentait que fort rarement.

La médecine, presque toujours en remorque après la chirurgie, avait gardé le plus grand silence sur ces maladies ; elle ne commença à sortir de sa léthargie qu'après l'avertissement que lui donna le maître de poste de Versailles, par son procédé ingénieux.

Douglas, professeur d'anatomie à Londres, qui vivait à la même époque que Guyot, paraît être celui qui s'en occupa le premier ; il démontra, dans ses leçons d'anatomie, la manière d'injecter la trompe d'Eustache par les narines. Cléland, autre chirurgien de Londres, sans doute son élève, proposa, dans les Transactions philosophiques, année 1731, une seringue figurée en forme de cathéter flexible, pour l'introduire dans les narines et faire passer son extrémité dans l'orifice de la trompe d'Eustache. Suivant Sauvages, les chirurgiens de Montpellier se servirent de cet instrument. Jonathan Wathen, autre chirurgien de Londres, inventa une sonde pour injecter la trompe d'Eustache par la voie des narines. Sabatier inventa également un siphon propre à cet usage ; mais cette opération étant très-difficile, il ne croyait pas à la possibilité de la pratiquer sur le vivant. Lichevin au contraire la considérait comme très-facile. « J'ai » répété plusieurs fois cette opération sur des » cadavres de différents âges, écrivait-il, après quel- » ques essais ; je n'y ai pas trouvé plus de difficulté » qu'à sonder par le nez, le canal des larmes. Je me » suis servi dans ces essais d'un soufflet anatomi- » que recourbé, que j'introduisais par le nez. » Lichevin n'a pas décrit son instrument.

Bell exprime une autre opinion de cette opération : « On a proposé, dans les cas de cette obstruc- » tion, d'ouvrir le conduit auditif interne avec l'ex- » trémité d'un stylet obtus et recourbé, ou même » d'y injecter, avec une seringue courbée, un peu » de lait, d'eau ou tout autre fluide doux ; mais, » quoique ceux qui ont une parfaite connaissance » de la structure de ces parties, puissent, après s'y » être fort exercés, exécuter assez facilement cette » opération sur le cadavre, il n'y a guère lieu d'es- » pérer que l'on en tire jamais aucun avantage » dans la pratique, car l'irritation que produit sur » les parties, même dans l'état de santé, l'extrémité » d'un stylet ou d'une seringue, est si considérable,

» que toutes les tentatives que l'on fait pour l'intro-
» duire sont fort incertaines ; et la difficulté doit
» enfin augmenter quand l'extrémité du conduit est
» obstruée par une maladie. »

Portal est aussi prévenu contre cette opération :
« On a cru, rapporte-t-il, injecter la trompe en la
» sondant par la bouche. Wathen a le premier écrit
» sur cette opération ; on peut voir ce qu'il dit
» dans les Transactions philosophiques, année
» 1734. Quelques chirurgiens français ont cherché
» le moyen de perfectionner cette découverte ; plu-
» sieurs ont cru y avoir réussi, mais malheureuse-
» ment les succès n'ont pas répondu à ce qu'ils
» avaient avancé, et je regarde leur tentative
» comme inutile ; il n'est pas possible d'injecter
» la trompe d'Eustache soit par la bouche, soit par
» le nez (1). »

Tracy, dans sa thèse inaugurale soutenue à l'école
de Paris, regardait les injections de la trompe
d'Eustache comme illusoires, ne pouvant raisonna-
blement en attendre aucun succès.

Sassy, de Lyon, réclame contre la mauvaise opinion que se sont formée ces savants praticiens ; il
se prononce ainsi : « ce défaut de succès tenait plus
» à l'imperfection des instruments employés jus-
» qu'à ce jour, qu'à la conformation particulière de

---

(1) Portal s'était mépris, en avançant que Wathen injectait la
trompe d'Eustache par la bouche, il les pratiquait par le nez. *Chirurgie pratique*, t. ii, page 481.

» la sensibilité des parties qu'ils devaient parcourir;
» c'est cependant à cette même conformation à
» cette même sensibilité, qu'on a attribué tous les
» inconvénients de cette opération que l'on fait
» rejeter comme un procédé insolite et impratica-
» ble, »et il espérait, à l'aide de son instrument,
être parvenu à rendre cette opération facile.

Pendant qu'on se disputait sur les divers modes
de sonder et d'injecter l'oreille interne, la médecine
se contentait de rester spectatrice et n'en persé-
vérait pas moins à employer les vésicatoires, les sétons, les cautères à la nuque, les purgatifs violents,
les lavages dans l'arrière-bouche avec des liqueurs
détersives et le galvanisme, etc. En 1703, Lentin
proposa un nouveau moyen contre la surdité dans
un opuscule, ayant pour titre *Tentamen vitiis au-
ditus medendi*, dans lequel il indiquait aussi une
méthode propre à nettoyer le pavillon de la trompe
d'Eustache des mucosités collantes qui pouvaient
l'obstruer. Cette méthode consistait en une sonde
munie d'une petite éponge à son extrémité supérieure, qu'il portait derrière le voile du palais, di-
sait-il, jusqu'à l'orifice de la trompe qu'il frottait
de haut en bas, à différentes reprises, avec l'éponge
primitivement imbibée d'esprit de savon ou de vin
aromatique, et par ce moyen il arrivait à enlever
les mucosités. Plus tard il substitua un petit morceau de viande de veau, et obtint le succès qu'il en
attendait sans éprouver le désagrément de produire
la douleur qu'il occasionnait par l'éponge.

Enfin l'invention du maître des postes n'a pas eu seulement pour résultat le perfectionnement de son instrument, mais encore le trépan de l'apophyse mastoïde, la perforation de la membrane du tympan, et celle de la cloison membraneuse qui bouche le canal d'Eustache ; mais on ne tarda pas à reconnaître les suites graves qu'entraînait la première de ces opérations, surtout lorsqu'on apprit que le docteur Jean Just, médecin du roi de Danemark, en était mort victime, le 16 mars 1792.

Sassy, de Lyon, pratiqua le premier la perforation de la cloison membraneuse, mais sans succès ; il donna une longue description de son procédé dans son traité posthume, des maladies de l'oreille interne, 1827.

Le procédé employé par lui n'offrant aucun moyen de rétablir l'orifice de la trompe d'Eustache, doit être également rejeté, et nous partageons l'opinion des praticiens qui ont avancé que l'occlusion produite par la cicatrisation du pavillon de ce conduit est incurable.

On ne peut espérer le résultat de l'ouverture de ce conduit que dans le cas où il est fermé par l'agglomération de matières, alors il y aurait indication de porter par le nez une des sondes confectionnées à cet usage, ce qui rentre entièrement dans le cas de guérison pratiqué par Guyot, sur lui-même.

Les injections faites dans les maladies supposées exister à la caisse du tambour, n'ont jamais réussi ; d'autres auteurs l'ont avancé avant nous.

Ces guérisons n'ont eu lieu que dans le cas simple d'obstruction du méat de la trompe d'Eustache.

Séduit aussi par le développement de la théorie sus-énoncée, nous avons pratiqué nombre de fois ces injections avec une sonde de notre invention, et dont nous allons donner la description; mais nous n'en avons obtenu aucun succès.

Cette sonde, à notre avis, a de l'avantage sur les autres, quoiqu'étant de la même forme et du même diamètre; elle est à double conduit. Un de ces conduits est destiné à porter l'injection, tandis que l'autre reprend le liquide qui a été poussé en premier lieu et le rejette au dehors par une ouverture qui y est pratiquée.

Par ce moyen le liquide peut entrer et sortir avec la plus grande facilité, et entraîner des concrétions qui ne pourraient passer entre la sonde et les parois de l'orifice, puisque ces parois sont hermétiquement fermés par la sonde.

Il sera facile d'apprécier combien aurait d'avantage sur les autres l'instrument que nous avons inventé (mais malheureusement sans résultat heureux pour l'humanité).

LETTRES

Qui nous ont été adressées, et que nous croyons devoir produire comme preuves à l'appui du traitement pratiqué par le conduit auditif externe, dans les différents cas de surdité.

» Monsieur le Docteur,

» Je crois vous faire plaisir en vous faisant part des heureux résultats de votre traitement.

» Un magistrat de notre ville, âgé de quatre-vingts ans, ne pouvant plus se présenter au barreau à cause d'une surdité qui lui était survenue tout à coup, fit usage de l'huile acoustique, que vous employez avec tant de succès. Dans l'espace de deux mois de traitement il a entendu parfaitement, au point qu'il a repris sa place au tribunal. Etant dans son cabinet, il y a quelque temps, et voyant la difficulté que j'avais à l'entendre, il me fit part de la réussite opérée sur lui-même, il me conseilla de me mettre en traitement. C'est ce que je fis de suite, comme lui je m'en suis bien trouvé. Quoique cependant au commencement du traitement j'étais beaucoup plus sourd ; mais aujourd'hui l'ouïe est devenu bonne, et je puis entretenir une conversation avec le premier venu et à voix basse, etc. Je suis âgé de soixante-treize ans.

Agréez, etc.

Signé Martin GILBERT, propriétaire,

Rue du Gouvernement, n° 34, à Saint-Quentin, département de l'Aisne.

—————

» MONSIEUR LE DOCTEUR,

» Je suis bien aise de vous faire part des cures opérées par votre traitement acoustique, note que vient de me communiquer M. le vicaire de la paroisse de Saint-Aignan, d'Orléans.

» Le sieur Prudhomme, sacristain de l'église de Montargis ; la veuve Durand, de cette ville, âgée de quatre-vingts ans ; MM. les curés de Saint-Ay, de Laurris (Loiret), très-âgés tous les quatre, presque complétement sourds depuis plusieurs années, viennent d'être radicalement guéris de cette infirmité par votre traitement acoustique. »

Agréez, etc.

Signé PAQUE, pharmacien.

—————

» MONSIEUR LE DOCTEUR,

» J'étais sourd depuis huit ans, mon infirmité augmentait tous les jours, je vins vous consulter il y a un mois. J'ai traité mes oreilles exactement comme vous me l'avez ordonné. Maintenant je suis guéri radicalement; toutes mes connaissances en sont surprises, elles me demandent quel est le médecin qui m'a si bien traité. Pensez, monsieur, que je ne manque pas de vous citer. Comme je suis très-connu dans mon département, à cause de ma profession de marchand de draps, je me ferai un plaisir d'engager toutes les personnes sourdes que je connaitrai, à venir chercher près de vous du soulagement. Vous pouvez publier ma guérison sur les journaux, si vous le jugez à propos. »

Recevez, M. le docteur, etc.

Signé CONSTANT PIESSE.

— — —

« MONSIEUR LE DOCTEUR,

» Un enfant mâle, mon petit-fils, né en 1820, prit la fièvre scarlatine à la fin de mars 1826; cette maladie fut tellement méchante, que les humeurs se portèrent toutes à la tête, d'où il est résulté que, faute de vésicatoire, l'enfant a perdu l'œil droit, et par suite a presque été tout à fait sourd. J'emploie l'huile acoustique que vous m'avez ordonnée depuis la fin d'avril dernier, les deux oreilles alternativement soignées pendant huit jours chaque; cela a donné à l'ouïe une amélioration marquante. Pensez-vous qu'il faille continuer encore, pour obtenir une guérison complète, ou faut-il faire autre chose, etc.? Voilà pourquoi je vous supplie de m'indiquer la marche à suivre pour l'obtenir.

» Agréez la parfaite considération de votre dévoué et obéissant serviteur,

« Le lieutenant-colonel d'artillerie retraité, chevalier de
Saint-Louis et de la Légion-d'Honneur,

» *Signé* BIGOT,

» Place du Corbeau, n° 65, à Strasbourg. »

———◆◆◆———

*Lettre de M. Juge de Solognac, de Beaulieu, ancien
maire de Clermont-Ferrand, département du Puy-
de-Dôme, adressée à M. Aubergier, pharmacien à
Clermont-Ferrand.*

« MONSIEUR,

» Vous avez invité toutes les personnes qui ont
pris chez vous de l'huile acoustique, à en faire connaître les effets. Je vais avoir l'honneur de vous
faire part de ceux que j'en ai éprouvés.

» Peut-être est-il bon que je vous accuse mon
âge : j'ai soixante-quinze ans. Peut-être aussi est-
il à propos que j'entre dans quelques observations
préliminaires sur ma surdité.

» Depuis quelque temps, je m'apercevais que
j'avais les oreilles très-obscures. J'en parlai, il y
a environ un an, à M. le docteur Bonnabeaud,
qui jugea, sur mon récit, que ma surdité pouvait
avoir pour cause un rhumatisme sur la tête, qui

est entièrement chauve. Il me conseilla beaucoup de chaleur, une perruque, ou tout au moins un faux toupet. Je lui fis mention de l'huile acoustique prescrite par le docteur Mène-Maurice; il me dit seulement la connaître par les journaux de médecine, qui en faisaient l'éloge, et la déclaraient inoffensive.

» Je me décidai à acheter un flacon, que j'ai bien gardé six mois sans oser y toucher; cependant mes oreilles empiraient, principalement la gauche, et souvent toutes les deux ne rendaient pas plus de son qu'une botte de foin. Je m'adressai à une dame, aussi obligeante que charitable, pour la prier de consulter un de ses parents, médecin à Paris, sur l'usage qu'il pouvait avoir ordonné de cette huile acoustique du docteur Maurice. La réponse ne se fit pas attendre. Ce remède, écrivait-il, est dans la classe des excitants, et peut produire de bons effets dans le cas où la surdité est produite par un défaut de sécrétion dans le canal auditif externe, ou par le relâchement de la membrane du tympan. On peut, je crois, en essayer l'usage sans inconvénient, surtout avec la précaution de s'arrêter, s'il survenait de la douleur et une inflammation à l'oreille, qui pourrait se communiquer à l'intérieur si on persistait à user de ce remède.

» Si la surdité est produite par la paralysie du nerf acoustique, ce moyen, comme tous les autres, ne produira aucun effet.

» Toutes mes indécisions furent terminées par cette lettre, et le 14 mars dernier je commençai la pratique du remède par l'oreille gauche comme la plus infirme. Le 23, j'attaquai la droite; le 31, je retournai à la gauche, et je m'y suis arrêté pendant près de deux mois sans éprouver aucun soulagement.

» Mon flacon pouvait encore suffire au besoin de cinq à six soirées, mais j'y renonçai par découragement, et je me résignai à ne plus entendre que de l'oreille droite, qui, souvent, par le brouillard ou le froid, m'avait été infidèle. Quelle fut ma surprise, monsieur, lorsque sur la fin de mai, je sentis quelque mouvement dans l'oreille gauche, où il se faisait parfois un petit bruit, comme un petit vent qui se dégage! Je soupçonne le retour de l'ouïe, je ferme l'oreille droite, néanmoins j'entends bien distinctement les sons et les paroles. Je garde mon secret, et de moi-même je reviens à l'huile acoustique, dans l'espoir que quelques prises de plus vont consolider ma guérison. Après deux soirées, je soumets mon oreille à l'épreuve, elle m'est tout à fait contraire....

» Je cesse entièrement. Huit ou dix jours après, j'éprouve la même dilatation, le même petit bruit que la première fois, un peu de chaleur en dedans et en dehors. Je bouche avec soin l'oreille droite, et par la gauche j'entends de nouveau tout ce qui se fait et tout ce qui se dit autour de moi. Depuis ce moment, plus d'interruption dans le service de

mon organe; il me semble que, à peu de chose
près, je l'ai recouvré.

» Ainsi s'est verifié ce qui est annoncé dans l'ordonnance; que c'est quelquefois au bout de deux
mois que se déclare le bon effet du remède.

» Ma lettre est longue, peut-être trop détaillée;
cependant en géneral, les parties intéressées ne
s'en plaignent pas, parce qu'elles cherchent à rencontrer dans les maux des autres des analogies
avec les leurs. Je désire de tout mon cœur que
mon expérience personnelle rassure les timides et
détermine les incertains.

J'ai l'honneur d'être avec une parfaite considération, Monsieur, votre très-humble et très-
obéissant serviteur,

Signé, JUGE DE SOLOGNAC.

P. S. « J'ai différé jusqu'à ce jour l'envoi de ma
lettre, pour me donner le temps de bien constater
l'utilité de l'huile acoustique, et je persiste dans
ma foi à son efficacité, puisque mes oreilles ont
résisté à l'humidité et à l'impétuosité des vents qui
nous désolent. »

<hr>

« MONSIEUR LE DOCTEUR,

» Je ne puis me dispenser de vous adresser mes
remercîments : depuis trois ans que j'étais sourd,
principalement de l'oreille gauche, j'ai employé
tout ce que les médecins les plus distingués de la
capitale m'ont ordonné, sans en retirer aucun

amendement. Un de mes amis me conseilla de venir vous trouver; j'eus le plaisir de venir le 1er octobre dernier. Dans l'espace de six semaines de traitement, que j'ai fait très-exactement tel que vous l'avez prescrit, j'ai été parfaitement guéri, et je suis aussi à mon aise qu'avant ma surdité. Combien je dois de la reconnaissance à mon ami, et à vous, M. le docteur, combien je vous en dois de m'avoir guéri d'une si cruelle infirmité ! J'emploie de temps en temps de l'huile acoustique afin d'entretenir une bonne ouïe.

» J'ai l'honneur d'être, M. le docteur, votre très-dévoué serviteur,

» *Signé*, MOUILLERON,

» Rue de Seine, n° 59. «

Lettre de madame Charault, directrice des postes, à Saint-Amand-Montrond.

A M. DESCHAMPS, pharmacien à Bourges.

« MONSIEUR,

» Les personnes qui vous ont appris que j'avais été guérie par l'huile acoustique, prescrite par le docteur Mène Maurice, de Paris, ne vous ont point induit en erreur. Il est très-vrai que j'ai fait prendre chez vous un flacon de cette huile, qui m'a produit un tel soulagement, qu'après vingt-cinq jours de traitement, une entière surdité, que j'avais depuis douze ans, a totalement disparu, sans que j'aie éprouvé aucune souffrance.

Signé, V. D. CHABAULT. »

Lettre de M. Casteing, propriétaire à Boulac, près Castel-Sarrasin (Tarn-et-Garonne).

A M. FERRIER père, négociant à Toulouse.

MONSIEUR,

» Je dois vous témoigner ma reconnaissance pour m'avoir conseillé de faire usage de l'huile acoustique du docteur Mène-Maurice, de Paris. Ma surdité, qui était devenue presque complète, depuis le commencement de 1830, a été combattue par ce remède avec le plus grand succès. Mon ouïe est devenue aussi bonne qu'elle n'a jamais été, j'en suis surpris moi-même. Vous apprendrez, je l'espère, cette nouvelle avec satisfaction. Dans cette attente, je vous prie de me croire,

Votre tout dévoué,
Signé, CASTEING.

Lettre de M. Masson, avocat à Lectoure (Gers), père du sous-préfet de cette ville.

« MONSIEUR LE DOCTEUR,

« Je suis resté sourd pendant trois ans de mes

deux oreilles, au point que je fus obligé de quitter le barreau. J'éprouvais aussi dans mes oreilles un bruit semblable à une espèce d'harmonica, et un tintement continuel, surtout quand je secouais la tête. J'ai fait votre traitement, en suivant régulièrement votre ordonnance; j'ai retrouvé le moyen d'entendre pour faire la conversation et entendre bien ceux qui me parlent. J'ai à remercier le ciel de ce bienfait, à l'aide de l'huile acoustique. Il me reste cependant encore un peu de bruit dans les oreilles; je désire savoir de vous si je dois continuer encore le traitement indiqué dans votre ordonnance, ou si je dois suspendre pendant quelque temps; un mot de réponse me suffira, et je me conformerai à ce que vous me prescrirez.

» J'ai l'honneur, etc. »

Signé MASSON pére,

Avocat.

———

MONSIEUR LE DOCTEUR,

Ma femme ayant pris dans le temps des fraîcheurs à la tête, devint ensuite sourde, avec complication de bourdonnements, de sifflements et d'étourdissements qui ne lui laissaient pas un jour de repos. D'après votre avis elle a fait usage de l'huile acoustique, qui a très-bien opéré : l'ouïe, à peu de chose près, est revenue; mais les bourdonnements ne sont pas encore tout à fait dissipés; je vous prie de vouloir bien nous dire s'il faut continuer le traitement, et s'il y a espoir de la débarrasser définitivement du bruit qu'elle éprouve encore dans la tête.

Dans l'attente, j'ai l'honneur d'être,

Signé VAICLE,

Adjoint au maire de Pontorson (*Manche.*)

P. S. J'oubliais de vous dire que nous avons envoyé votre brochure à une personne de nos amis, à Saint-Malo, qui l'a communiquée à des sourds, qui ont fait le traitement avec succès, entre autres, M. le capitaine Voisin, de long cours, lequel depuis vingt ans n'entendait plus ; depuis qu'il a fait usage de l'huile acoustique, il a recouvré parfaitement l'ouïe.

———

Lettre de M. Debrette, inspecteur de la régie d'enregistrement à Montluçon (Allier), adressée à M. Aubertot, maître de forges, et membre du comité consultatif des fabriques de France, officier de la Légion d'honneur, à Vierzon.

« MON CHER MONSIEUR,

» Comme vous le savez, j'étais presque totalement sourd ; depuis longtemps j'avais renoncé à toute espèce de traitement, lorsqu'un de mes amis, aussi atteint de cette infirmité, vint m'apprendre sa guérison, et me dit la devoir à l'huile acoustique que lui avait prescrite le docteur Mène Maurice de Paris. Je n'ai pas balancé un instant à en faire usage, à la vérité un peu longtemps, mais non in-fructueusement, puisque dans ce moment je suis parfaitement guéri : c'est vraiment un miracle. »

Signé DEBRETTE.

Note envoyée par M. Péchier, professeur de chimie à Genève.

Une ouvrière âgée de quarante ans, née de parents qui n'étaient pas sourds, fut atteinte, il y a environ seize ans, d'un catarrhe qu'on ne soigna pas, et qui lui laissa de violentes douleurs dans la tête; il survint après une fièvre maligne, alors la surdité augmenta considérablement. Au bout de quelques années, elle n'entendit plus rien de l'oreille droite; il se manifesta aussi de la faiblesse dans la tête, et quelquefois de l'embarras dans les idées; la surdité devint ensuite complète à l'oreille gauche. Elle a fait votre traitement avec l'huile acoustique; au bout de quelques mois de son emploi, l'ouïe s'est améliorée, la malade a pu entendre le son des cloches étant dans sa chambre; à présent elle entend assez bien les personnes qui lui parlent. Elle a retiré de l'oreille droite quelques fragments de peau mortes, mais cette oreille est devenue douloureuse en dedans; l'oreille opposée a aussi participé à cette sensibilité, mais à un faible degré : on a cessé le traitement à cause de la douleur. Faut-il continuer ou attendre quelques jours avant de reprendre? Veuillez avoir la bonté

de me répondre de suite ; on suivra votre avis.
Votre dévoué,

Signé Péchier.

———

Lettre de M. le baron de Ribbeck de Horst (Prusse)·

« Monsieur,

« C'est avec bien du plaisir que je puis vous donner aujourd'hui l'assurance que le traitement prescrit par le docteur Mène Maurice a produit un effet très-salutaire sur mon ouïe. L'oreille droite a recouvré la même faculté d'entendre qu'elle avait avant que je n'eusse le malheur de la perdre, les bourdonnements continuels qui m'empêchaient d'entendre ont presque totalement disparu. Cette dernière amélioration n'a eu lieu qu'après quatre mois de traitement ; cependant l'ouïe paraissait vouloir revenir au bout de deux mois, mais les bourdonnements continuaient toujours. Dans ce moment-ci, l'ouïe est très-bonne, les bourdonnements ont cessé.

» Agréez, etc.

« *Signé* le baron de Ribbeck, »

———

Lettre de M. Massignac, négociant, Calvestraat n° 165, à Amsterdam, du 30 juin 1832.

« Monsieur le Docteur,

« Vous ignorez sans doute que plusieurs personnes atteintes de surdité dans notre ville vous doivent leur guérison, parmi lesquelles une demoiselle âgée de vingt-quatre ans sourde depuis l'âge de deux ans. Les parents avaient essayé tous les remèdes imaginables et consulté les médecins les plus habiles de la Hollande, sans pouvoir obtenir la moindre amélioration. Votre prescription seule a donné l'ouïe à cette jeune personne ; je suis chargé de vous témoigner la reconnaissance de toute la famille. Veuillez, je vous prie, l'accueillir comme si elle vous était exprimée par elle-même. Elle se serait empressée de le faire, si elle avait su le français. Je me suis fait un vrai plaisir d'être son interprète. »

Autre lettre de M. Frédéric Lorhs, à Holzeninden (Hanovre).

« MONSIEUR,

« Pénétré de reconnaissance, je m'empresse de vous annoncer que le traitement que vous m'avez prescrit et que j'ai suivi très-exactement, a produit le résultat désiré. Depuis bien longtemps j'étais sourd, et mon infirmité était accompagnée d'un bourdonnement continuel, surtout dans l'oreille gauche, ce qui m'empêchait de rien entendre de ce côté-là ; j'avais employé sans le moindre résultat, les remèdes que les plus habiles médecins de notre pays m'avaient ordonnés. »

Agréez, etc.

Signé FRÉDÉRIC, négociant.

Lettre de M. le baron de Winkell, premier inspecteur des forêts, à Rosbach (Bavière), adressée à M. de Christophe Ch. Bourcard, négociant, à Bâle.

« MONSIEUR,

« Je suis âgé de soixante-neuf ans, j'étais sourd depuis plusieurs années ; j'avais consulté un grand nombre de savants médecins d'Allemagne, leur prescription n'a jamais porté la moindre amélioration à mon infirmité. M. de Cristophe Bourcard, négociant à Bâle, me conseilla de consulter le docteur Mène Maurice, de Paris. Sur les renseignemens qui me furent donnés, je m'empressai de faire prendre sa consultation ; le traitement que ce médecin me prescrivit a bien réussi. Maintenant je puis me livrer à la musique, particulièrement au piano que j'aime beaucoup. Mais j'avais été obligé d'y renoncer, faute d'entendre les sons et l'harmonie ; je me trouve bien heureux d'avoir pu me débarrasser de cette infirmité qui me rendait mélancolique, et souvent la vie me paraissait à charge.

Signé le baron de WINKELL.

———

Lettre de M. le vénérable abbé Gut, à Biesca, canton de Tessin (Suisse) à M. Christophe Bourcard, à Bâle.

« MONSIEUR,

« Quoique âgé de quatre-vingts ans, et sourd

depuis un grand nombre d'années, j'ai, grâce à Dieu, recouvré entièrement l'ouïe, par l'huile acoustique que le docteur Mène m'a prescrite, c'est pourquoi je ne saurais trop recommander cet habile praticien aux personnes affligées de cette infirmité.

Signé GUT.

―――――――

2e *Lettre de M. Peschier, de Genève, membre de plusieurs Académies et Sociétés savantes de l'Europe.*
(Surdité très-invétérée.)

« MONSIEUR LE DOCTEUR,

» J'ai fait usage de l'huile acoustique que vous m'avez ordonnée; je suis enchanté de vous dire qu'elle m'a rendu l'ouïe que j'avais perdue complétement depuis dix-huit ans; d'une oreille, j'entends ce qu'on me dit à voix basse; et l'autre oreille, dont la surdité augmentait graduellement, a acquis aussi une sensibilité telle, que j'entends tout ce que l'on dit loin de moi. Quand je porte la main à l'oreille et que je parle, il me semble que j'élève la voix. Il y a tout lieu de croire, d'après ce changement si avantageux, que mon ouïe restera très-bonne; dans le cas contraire, j'aurai l'honneur de vous l'écrire.

» Recevez donc, monsieur le docteur, ma reconnaissance et mon sincère dévouement.

Signé PESCHIER.

Lettre de M. le baron d'OErtzen, chambellan et gentilhomme du Grand-duc de Mecklembourg-Strelitz.

« MONSIEUR,

» Il y a environ dix-huit ans que j'avais éprouvé les symptômes d'une surdité qui s'était accrue au point que je n'entendais plus rien. Cette infirmité s'est présentée à la suite d'une fièvre scarlatino nerveuse ; j'ai voulu faire usage du traitement du docteur Mène Maurice de Paris contre la surdité. Au quatorzième jour de son emploi, j'ai commencé à m'en trouver bien ; au bout de six semaines, l'ouïe s'est perfectionnée au point que j'entends aussi bien que tout homme sain. Il est cependant encore de certains moments où l'organe auditif est faible : je l'attribue aux nerfs de l'acoustique étant trop irrités. Serait-il prudent de suspendre ou de continuer l'huile acoustique ? Je dois observer qu'elle ne me cause pas la moindre *douleur* aux oreilles : je demande encore l'avis du docteur Mène pour fixer la marche que j'ai à suivre.

» Recevez, monsieur, l'assurance, etc.

» *Signé* J. VAN D'OERTZEN.

Chambellan et gentilhomme du Grand-Duc de Mecklembourg-Strélitz. »

Ariss Birmingham gazette.

Atherstone, near Birmingham.

Sir,

Allow me to assure you of my gratitude for the benefit I have recived from the acoustic oil of docteur Mene Maurice, of Paris. I had been deaf for upwards of thirty years now in my 76 th year, and I am happy to say, from the assistance I have had from this acoustic oil, may hearing is almost perfectly restored.

Your's, etc.

Signed, WM. HARLINGTON LAGOE.

To M. P. Mills, merchant, Birmingham,
58 Edgbaston Street.

———

Traduction.—*Gazette de Birmingham.* (Angleterre.)

Atherstone, près Birmingham.

« Monsieur,

« Je m'empresse de vous témoigner ma gratitude pour m'avoir conseillé de faire usage de l'huile acoustique, prescrite par le docteur Mène Maurice, de Paris. J'étais presque tout à fait sourd depuis plus de trente ans, et quoique âgé de soixante-seize, je suis parfaitement guéri de cette infirmité, par l'effet de l'huile acoustique; je crois devoir rendre cette cure publique, etc.

Signé, Wm. Harlington Lagoe.

A M. Mills, négociant, rue Edgbaston, n° 58, à Birmingham.

CONCLUSION.

Dans un siècle où tout ce qui sort des règles
établies, a besoin d'être défendu, parce qu'il est
plus vivement attaqué à son principe, il sera facile
de concevoir dans quel but nous avons présenté à
nos lecteurs un aussi grand nombre de guérisons,
dans les différentes surdités que nous lui avons
définies. Nous avons cherché à prouver, par des
faits basés depuis dix ans sur l'observation la plus
rigoureuse et la plus impartiale, que notre nouvelle
méthode de traiter les maladies de l'oreille était
loin d'être une utopie née de rêves ambitieux ;
mais qu'elle reposait toute entière sur des preuves
accomplies et des progrès confirmés par l'expérience de plusieurs années.

La médecine auriculaire, arriérée depuis si longtemps, devait nécessairement être amenée à subir
une grande réforme. Pour arriver à ce résultat, il a
fallu de nombreuses investigations et s'écarter de
la route suivie jusqu'au moment actuel, pour en
frayer une autre à laquelle jusqu'à nous aucun médecin n'avait songé.

Nous exposons donc le fruit de nos recherches

à la société comme à la science. Puissent nos efforts dans cette carrière être utiles à l'un comme à l'autre, et nous serons récompensé au delà de nos espérances. !

TABLE DES MATIÈRES.

(160)

FIN DE LA TABLE.

www.ingramcontent.com/pod-product-compliance
Ingram Content Group UK Ltd.
Pitfield, Milton Keynes, MK11 3LW, UK
UKHW021219140726
13695UKWH00002B/632